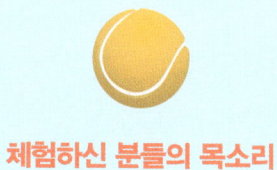

체험하신 분들의 목소리

● 최근에 운동을 잘못한 때문이었는지 허리와 대퇴부 옆쪽 근육에 통증이 있어 고생했다. 도수치료도 받아보았는데 단편적인 효과일 뿐이었다. 그러다 바디스킬 릴리즈를 시작하면서 통증 완화 효과를 확실히 체험했다. '폼롤러와 테니스공 셀프 마사지는 전신 셀프 마사지다' 정도로만 알고 있었는데 기대 이상이었다. 지속적으로 혼자 할 수 있는 생활 속 스트레칭이라서 특히 직장인들에게 추천한다. 중장년층에도 적극 권유한다.

박주연 _ HR 스페셜리스트, 49세

● 책상에 앉아 활동적이지 못한 자세로 많은 시간을 보내다 보니 내 몸 여기저기 뻐근한 곳 투성이였고, 목을 돌리는 동작조차 불편하곤 했다. 우지인 선생님의 테니스공 셀프 마사지를 체험하면서부터는 불편했던 부분들이 사라지고 편안해져서 마치 그 부분이 내 신체에서 사라진 듯한 느낌마저 들었다. 강력하게 권장하고 싶다.

송기민 _ 한양대학교 보건학과 교수, 46세

● 직업상 컴퓨터 앞에 오래 앉아 있을 때가 많은데, 그 때문에 자세도 비뚤어지고 어깨 뭉침과 허리 통증도 있었다. 또 긴장하고 일을 할수록 어깨는 올라가고 덩달아 목은 짧아지는 체형으로 변해갔다. 틈날 때마다 꾸준히 운동을 하긴 했지만 통증 완화나 자세 교정 효과는 얻기 어려웠다. 그런데 셀프 마사지를 하면서 어깨 뭉침도 많이 풀리고 허리 통증도 완화되었다. 오래 앉아 있었던 날에는 저녁에 폼롤러와 테니스공으로 셀프 마사지를 하고 자면 다음날 몸이 훨씬 가뿐한 느낌이다. 목도 다시 길어진 느낌인 걸 보면 비뚤어진 체형도 조금씩 바로잡히는 것 같다. 컴퓨터 작업을 오래하시는 분들께 꼭 권하고 싶다.

이영희 _ 작가, 43세

● 여자는 내면의 아름다움을 지녀야 한다고 말들 한다. 셀프 마사지 수업을 받고 알게 된 건 근육과 관절을 바르게 잘 쓰려면 근육을 싸고 있는 근막을 잘 이완시켜 부드럽게 만들어야 한다는 것이었다. 겉으로 만져지는 근육이 아닌 내면의 근육을 더 잘 다스릴 수 있는 고퀄리티 운동이다. 배우는 내내 고급 전신 마사지를 받은 듯한 개운한 매력에 푹 빠졌다. 직업상 하루 종일 힐을 신고 다녀서 저녁이면 다리와 허리가 피로한데, 집에서도 손쉽게 셀프로 할 수 있어서 더 좋다. 셀프 마사지를 하고 몸의 정렬이 바르게 되면서 바디 라인이 더 예뻐지고 골반과 허리가 편안해졌다. 내면의 아름다움을 만들어주는 폼롤러와 테니스공 셀프 마사지, 꼭 추천하고 싶다.

김정희 _ 뉴스킨 엔터프라이즈 근무, 39세

● 웨이트 트레이닝은 꾸준히 해왔는데 몸매도 예뻐지지 않고 피로감을 자주 느꼈다. 스트레칭을 해도 그때뿐이어서 고민이었는데, 셀프 마사지를 접하고 나서 해결됐다. 처음엔 뭔가 싶었는데 폼롤러를 몸에 대고 마사지하다 보면 신기하게 아픈 부위가 어디인지 알게 되고 자가 치료가 되었다. 평소에 안 쓰던 근육을 활성화시키기 때문에 자세도 좋아지고 운동을 해도 탄력이 더 생기는 것 같다. 폼롤러에 테니스공까지 쓰면 겉근육과 함께 속근육까지 풀 수 있어서 만성적으로 아프던 곳도 개선되었다. 지금은 폼롤러를 구입해 두고 주기적으로 몸을 풀고 있다. 몸이 좀 아프다 싶으면 바로 찾게 되는데 자신의 체중을 이용하기 때문에 부상 염려도 없다. 운동을 자주 하시는 분이라면 특히 필수로 해보길 권한다.

서상원 _ 회사원, 35세

● 불규칙한 생활 습관보다 더 고질적인 문제가 나쁜 자세인 것 같다. 직업 때문에 장시간 서 있거나 앉아 있기 때문에 다리가 자주 붓고 허리에 무리가 오곤 했다. 마사지를 받고 요가도 해봤지만 그때 잠시뿐. 취재차 셀프 마사지를 접한 뒤 뭉친 속근육까지 풀어주고 나서부터는 비싼 스파를 받지 않아도 무거운 몸이 개운해질 수 있다는 것을 체험했다. 피로가 풀릴 뿐 아니라 비뚤어진 자세를 잡아주기 때문에 거북목이 교정되고, 한쪽만 닳던 신발 굽도 멀쩡해졌다. 만성피로를 달고 살거나 운동 마니아라면 당장 시작하라고 말하고 싶다. 테니스공과 폼롤러 하나면 그날 하루에 쌓인 피로가 말끔하게 사라질 것이다.

정아름 _ 뷰티 에디터, 29세

● 소도구를 가지고 자신의 컨디션과 몸의 밸런스를 살피고 내가 직접 테라피스트가 될 수 있는 것이 이 책의 셀프 마사지다. 정말 쏘 쿨~하지 아니한가. 처음 우지인 선생님의 수업을 들었을 때 느꼈던 놀라움과 감동은 아직도 확장된 현재진행형이다. 항상 고정된 자세로 장시간 공부해야 하는 고등학생 딸도 자기 전에 꼭 스스로 근막을 풀어주고 있다. 이번 주말에는 반 아이들에게 셀프 마사지 재능을 기부하러 간다. 그 옛날의 국민체조처럼 모든 사람이, 특히 자라나는 아이들이 널리 익히면 좋겠다. 간절하게.

박경주 _ 요가 지도자, 46세

● 장거리 비행 후에는 피로감을 어떻게 풀어야 할지 몰라 항상 몸이 무거웠다. 속근육 셀프 마사지를 접한 후부터는 폼롤러로 뭉친 근육을 그때그때 풀어주고 있다. 그날 쌓인 피로는 그날 풀어주니까 이제는 몸이 가벼워지고 피로감도 훨씬 덜하다. 몸에 피로가 느껴지면 바로 폼롤러로 나의 몸 상태를 점검할 수 있다. 깊게 호흡하면서 어느 쪽 근육이 뭉쳐 있는지 발견하고 바로 이완시킬 수 있어 마음도 훨씬 여유로워지고 활력도 생겨났다. 장거리 비행 후 피곤해하시는 손님들께도 기회가 된다면 기내에서 가벼운 테니스공 발 마사지를 통해 여행의 피로를 말끔히 씻어드리고 싶다.

서지연 _ 승무원, 37세

100세까지 통증 없이 살려면

속근육을 풀어라

속근육을 풀어라

1판 1쇄 발행 2016년 6월 25일
1판 15쇄 발행 2022년 1월 14일

지은이 우지인, 김성민
발행인 유성권
펴낸곳 ㈜이퍼블릭

출판등록 1970년 7월 28일, 제1-170호
주소 서울시 양천구 목동서로 211 범문빌딩 (07995)
대표전화 02-2653-5131 | **팩시밀리** 02-2653-2455
www.loginbook.com

- 이 책은 저작권법에 따라 보호받는 저작물이므로 무단전재와 복제를 금지하며, 이 책 내용의 전부 또는 일부를 이용하려면 반드시 저작권자와 ㈜이퍼블릭의 서면 동의를 받아야 합니다.
- 잘못된 책은 구입처에서 교환해 드립니다.
- 책값과 ISBN은 뒤표지에 있습니다.

로그인은 ㈜이퍼블릭의 어학·자녀교육·실용 브랜드입니다.

100세까지 통증 없이 살려면

속근육을 풀어라

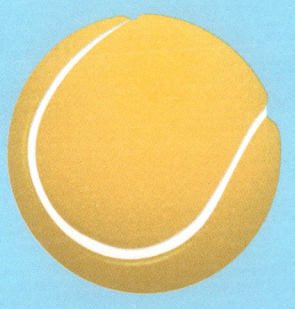

우지인, 김성민 지음

로그인

● RECOMMENDATION _ 고도일

누군가의 도움 없이도
'스스로 통증 케어'

현대인들에게 생활습관은 병원에서의 치료보다 중요해지는 경우가 많습니다. 수술만으로는 완벽한 치료나 처방이 될 수 없고, 재발도 무시할 수 없는 요소가 되기 때문입니다. 병원에 내원하시는 환자분들을 보면 스마트폰으로 인한 손목터널증후군, 일자목 등 다양한 증상에 시달립니다. 근골격계 질환은 무엇보다 통증을 동반하기 때문에 괴롭습니다.

요즘엔 중고등학생 환자도 많다는 것이 특징이라면 특징인데, 치료에는 분명 한계가 존재하다 보니 환자 스스로 할 수 있는 자가요법이나 예방으로 스트레칭 자세를 가르쳐주곤 합니다.

얼마 전 직원 교육으로 우지인 선생을 초청해 '폼롤러와 테니스공을 이용한 셀프 마사지' 강의를 들었습니다. 선 자세로 발바닥 아래에 테니스공을 놓고 밟아서 굴려주는 동작으로 시작한 강의에 직원들 만족도도 높았습니다. 하루 종일 서 있는 시간이 많아 피곤한 발부터 짓눌러 있던 허리, 어깨, 엉덩이 근육을 풀어줄 수 있어서 좋았다고 합니다.

많은 분들이 목이나 어깨, 등, 허리가 아플 때 가족 중 한 사람에게 눌러 달라, 주물러 달라, 만져 달라 부탁을 합니다. 하지만 간단한 소도구로 주변 사람 도움이 없어도 통증 관리를 할 수 있다면 더할 나위 없을 겁니다.

각종 스포츠를 섭렵하는 운동 마니아들 중에는 허리가 부실한 사람이 많은데, 그 이유는 식스팩 같은 겉근육 만들기에만 열심이고 속근육에는 무관심하기 때문입니다. 겉으로 쉽게 만져지는 근육들은 힘을 쓸 수 있게 도와주는 역할을 하지만, 속근육은 뼈를 지지하는 역할을 합니다. 속근육이 발달해 있으면 부상이나 외부의 영향을 덜 받고, 속근육이 약하면 쉽게 지치고 일상의 피로감이 잘 몰려옵니다.

만성통증과 피로 관리에도 우지인 선생의 책을 추천해 봅니다.

고도일 신경외과 전문의, 의학박사, 고도일병원장

● **RECOMMENDATION** _ 박상준

운동 마니아들이 더 반가워할
속근육 케어

한 사람의 진짜 모습을 알려면 겉모습뿐 아니라 깊은 속을 봐야 합니다. 그런데 건강을 위해서도 마찬가지입니다. 미용만을 위해 겉근육 운동만 하면 속근육이 약해져 허리에 통증이 생길 수 있습니다.

겉근육과 속근육의 부조화가 생기면 어김없이 탈이 생깁니다. 운동하다가 부상을 입기도 하고 몸이 부실공사 현장처럼 심부가 약해져 자세가 틀어질 수도 있습니다. 체력도 점점 약해지지요.

속근육은 뼈를 대신하는 역할을 하는 근육이라고도 할 수 있습니다. 내장근육, 혈당 관리에 관여한다는 허벅지 근육, 제2의 심장이라는 종아리 근육도 중요하지만, 눈에 보이지 않아도 속근육은 무엇보다 더 중요합니다. 뇌는 두개골이 감싸고, 심장은 갈비뼈가 감싸고 있는 반면에, 우리 몸의 중요 장기가 있는 복부는 뼈 대신 속근육이 감싸고 있습니다.

제가 실제로 진료실에서 진료를 하다 보면, 운동을 통해서 건강을 얻는 사람은 절반밖에 안 되는 것 같다는 생각을 하게 됩니다. 운동을 하는 궁극적인 목적은 바로 '건강해지기 위해서'인데 오히려 운동을 통해서 건강을 잃는 경우가 많다는 것이죠. 그 대표적인 이유가 바로 속근육의 약화입니다.

겉근육과 속근육의 밸런스를 잘 잡을 수 있어야 불균형으로 인한 질환도 예방할 수 있고 통증도 완화시킬 수 있습니다. 우지인 선생의 폼롤러와 테니스공 셀프 마사지는 겉근육은 물론 속근육까지 풀어줄 수 있는 내용으로 구성돼 있어서 효과적인 통증 케어가 가능한 프로그램입니다. 운동하기 전후에 부상을 예방하고 동작을 정확하게 해주는 효과도 있어 적극 추천하고 싶은 스트레칭 요법입니다.

박상준 가정의학과 전문의, 박상준의원 원장

PROLOGUE _ 우지인

그날 쌓인 피로는
그날 푼다!

   2012년 독일 IFAA 피트니스 컨벤션에서 처음 접했던 폼롤러와 테니스공 셀프 마사지(바디스킬 릴리즈) 프로그램은 신선한 충격이었다. 하루 종일 컨벤션장을 뛰어다니느라 천근만근이 된 온몸의 피로가 눈 녹듯 싹 녹아내려 솜털처럼 가벼워진 내 몸의 반응은 잊을 수가 없다. 이후 각종 근막 관련 세미나에 참여하기 위해 다리품을 팔던 내 모습이 생각난다.

   영국 어느 암센터의 연구 결과에 의하면 운동부족은 수명을 3~5년 단축시킬 수 있으며 조기사망 원인의 17%를 차지한다고 한다. 늘 컴퓨터 앞에 앉아 있거나 틈만 나면 스마트폰을 들여다보는 현대인들에게는 쉽게 자신의 몸을 관리할 수 있는 운동요법이 필요하다.

현대인들은 하루의 대부분을 책상 앞에 붙박이처럼 딱 붙어 앉아 보낸다. 학생이든 직장인이든 목 한 번 돌릴 시간, 허리 한 번 펼 시간 없이 바쁘게 하루를 보내다 보면 남는 건 돌처럼 굳은 어깨와 뻣뻣한 목뿐이다. 늘 찌뿌둥하고 만성적으로 몸이 무겁다. 개운하게 어디 가서 마사지라도 받던가 필라테스 수업이라도 받고 싶지만 그럴 시간도, 여유도 없다. 더군다나 기초체력이 약해 운동할 엄두조차 못 내는 사람이라면 뭉친 근육과 피로부터 풀어주는 케어 프로그램이 절실하다.

직장인들의 사정이 이렇다 보니 요새는 기업에서 직원 건강 관리를 위해 운동요법 강의를 요청하는 경우가 많다. 폼롤러와 테니스공 셀프 마사지는 인기 앵콜 강좌인데다 피드백도 넘치도록 훌륭하다.

이 책에서 폼롤러와 테니스공이라는 소도구를 이용해 스스로 뭉친 근육을 푸는 마사지요법을 소개하려고 한다. 피트니스센터까지 나오지 않아도 동영상을 보는 것만으로도 쉽게 따라할 수 있는 프로그램이기 때문에 충분히 셀프 케어가 가능하다.

전신의 근육을 모두 롤링해서 뭉친 곳을 찾아 풀어주는 것이 좋지만, 시간을 내기가 힘들다면 통증이 있는 부위 한 곳만이라도 매일 살펴보고 마사지함으로써, 스스로 통증 케어를 해보기 바란다.

CONTENTS

추천의 글 누군가의 도움 없이도 '스스로 통증 케어' _ 고도일 • 4
추천의 글 운동 마니아들이 더 반가워할 속근육 케어 _ 박상준 • 6
프롤로그 _ 그날 쌓인 피로는 그날 푼다! • 8

● **CHAPTER 1**_ 피곤하고 아픈 몸, 스스로 관리하자

백세 시대는커녕 제 몸 가누기 힘든 사람들 • 17
걷기조차 힘들었던 몸이 바뀌다 • 21
컨디션이 회복되고 핏이 살아나다 • 25
통증, 우리 몸이 보내는 SOS • 29
근막, 몸의 형태를 올바로 유지시키는 네트워크 • 31
겉근육과 속근육, 밸런스를 맞춰라 • 34
Check _ 셀프 마사지 전과 후 어떻게 다를까 • 39

● **CHAPTER 2**_ 셀프 마사지 6가지 효과

만성피로를 풀어 몸을 가볍게 한다 • 47
나이가 들어도 살찌지 않는 체질로 바뀐다 • 49
부기를 없애고 자세 교정을 돕는다 • 51

혈류를 개선해 노화를 방지한다 · 53
통증을 개선하고 체력을 올린다 · 55
숙면을 유도해 집중력을 높인다 · 57
Rule_셀프 마사지 3가지 규칙 · 59
셀프 마사지 준비물 · 63

● **CHAPTER 3**_ 겉근육을 풀어주는 폼롤러 셀프 마사지

1. 누워서 경직된 목덜미 풀기 · 72
2. 누워서 좌우로 굴리며 상체 긴장 풀기 · 74
3. 누워서 어깨 회전하기 · 78
4. 폼롤러를 등에 대고 굴리며 굽은 등 펴주기 · 82
5. 날갯죽지 끝을 대고 누워 경직된 등 풀기 · 86
6. 기대어 허리 뭉침 풀어주기 · 88
7. 엉덩이를 대고 누워 엉치뼈 풀어주기 · 90
8. 엉덩이를 대고 누워 측면 엉덩이 풀어주기 · 94
9. 엉덩이를 대고 누워 골반 앞면 풀어주기 · 96
10. 종아리를 올려 뭉친 근육 풀어주기 · 100
11. 앉아서 허벅지 뒤쪽 늘려주기 · 104
12. 앉아서 한쪽 엉덩이 풀어주기 · 108

13. 엎드려 허벅지를 폼롤러에 대고 굴려주기 • 112
14. 허벅지 측면 풀어주기 • 116
15. 엎드려 허벅지 안쪽 풀어주기 • 120
16. 무릎 굽혀 앉아 정강이 풀어주기 • 122
17. 비스듬히 앉아 발목 풀어주기 • 124
18. 엎드려 한 팔 뻗고 가슴 롤링하기 • 126
19. 팔뚝과 어깨 라인 풀어주기 • 128
20. 폼롤러에 손목을 굴리며 풀어주기 • 130

● **CHAPTER 4__ 속근육까지 풀어주는 테니스공 셀프 마사지**

1. 엉덩이 중앙 풀어주기 • 136
2. 찌릿한 하체 통증 풀어주기 • 140
3. 엉덩이 측면 풀어주기 • 144
4. 등허리 긴장 풀어주기 • 146
5. 굽은 등 중앙 풀어주기 • 150
6. 등 상부 날갯죽지 풀어주기 • 154
7. 목덜미 뭉침, 어깨 통증 풀어주기 • 160
8. 허리 골반 통증 풀어주기 • 162
9. 뻣뻣한 허벅지 뒤쪽 이완하기 • 164

10. 붓고 뭉친 종아리 풀어주기 · 166
11. 발바닥 근막 마사지 · 170

● CHAPTER 5 _ 통증별 셀프 마사지 프로그램

1. 뒷골이 당길 때 · 176
2. 등이 결릴 때, 굽은 등을 펼 때 · 178
3. 어깨 관절이 굳어서 뭉치고 아플 때 · 180
4. 허리에 묵직하고 뻐근한 통증이 있을 때 · 182
5. 골반과 엉치뼈 주변이 결릴 때 · 184
6. 무릎 주변에 기분 나쁜 통증이 있을 때 · 186
7. 종아리, 발목이 붓고 뭉쳤을 때 · 188
8. 팔꿈치, 손목이 시큰할 때 · 190

CHAPTER 1

피곤하고 아픈 몸, 스스로 관리하자

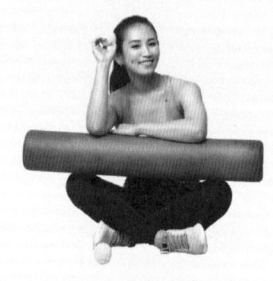

사회에 나와 직장생활을 시작함과 동시에 컨디션이 무너지고 몸이 아프기 시작하는 경우가 많다.
목덜미가 뻐근하고 어깨가 결리고 두통에 시달리는 등 증상도 비슷하다.
병원에 가서 증세를 호소해 봐도 뾰족한 수가 없고, 물리치료 효과도 잠깐뿐이다.
매일매일 쌓인 피로는 어느새 만성이 되고
통증에 대해서도 이젠 그러려니 체념한 상태라면 어떻게 손을 써야 할까?

백세 시대는커녕
제 몸 가누기 힘든 사람들

첨단 시대를 살면서 우리는 더 좋은 기술과 더 편리한 자동화 덕분에 일상생활에서 움직일 일이 대폭 줄었다. 불과 10년 아니 5년 전과 비교하더라도 완전히 달라진 생활 패턴이다. 가만히 앉아서 삼천리 밖을 내다보고 모든 정보를 공유할 수 있어 편리함은 극대화되었지만, 그야말로 움직이지 않는 생활 속에서 시간을 보내게 되었다. 더 많은 사람들이 사무실 책상 앞에서 일하는 시간이 길어졌으며, 하루 종일 방구석에 틀어박혀 있어도 불편함이 없을 정도로 편리해진 세상이다.

    그로 인해 더 비활동적인 사람들이 속출하고 있다. 근육이 있어도 스포츠센터에 있을 때 빼곤 딱히 자랑할 데도 없다. 요통, 무릎 손상, 성인 만성질환, 근골격 손상을 포함한 여러 건강 문제가 이슈로 떠오르고 있다. 20년 전이 아니라 10년 전과 비교해 봐도 활동량은 턱없이 부족해졌고, 그것이 원인이 되어 여러 가지 질병들이 우리의 발목을 잡고 있는 것이 현 실정이다. 대부분이 생활습관과 관련된 것들이다. 가장 눈에 띄는 현상은 젊은 사람들까지 병원 왕래가 잦아졌다는 것이다. 이제는 나이가 많든 적든 내 몸을 내가 자유롭게 움직일 수 있는지 없는지가 절실해졌다. 컨디션을 회복하고 몸의 움직임을 부드럽게 해주는 운동이 점점 중요해지고 있다. 수명이 길어진 만큼 육체적 건강에 이상이 생기면 일상의 기본 생활에 지장을 받아 고통스러운 삶이 된다. 내 몸이 녹슬지 않고 부드럽게 잘 움직일 수 있도록 운동 습관이 절실히 필요하다.

'건강이 나빠지고 있다'는 것은 계단을 오를 때 숨이 차오르고, 체중이 늘고, 배가 나오는 과체중 상태만을 이야기하는 것은 아니다. 건강에 문제가 생겼다고 느끼기 시작할 때는 이미 앉았다 일어서는 동작도 귀찮고, 팔다리를 드는 것조차 힘겨운 상태인 경우가 많다. 이미 근육의 불균형과 유연성 감소, 코어 근육(속근육)의 퇴화, 관절 안정화의 부족 등이 나타난다. 모두 운동 부족으로 인해 오는 현상들이다.

중요한 것은 운동에 대한 접근법, 곧 실천 방법이다. 살이 찌고 나서야 뒤늦게 살을 빼겠다고 죽어라 뛰고, 무거운 기구를 들고 땀을 흘리는 식의 패턴은 그다지 좋아 보이지 않는다. 현대인들은 따로 시간을 내서 힘들게 운동하는 것도 여의치 않은 경우가 많다. 야근이 잦은 직장인도 그렇고 책상 앞에 붙어 있어야 하는 학생들도 그렇다. 일상에서 건강한 생활을 유지할 수 있는 특별한 몸 관리 요법이 필요한데, 올바른 체형과 자세를 관리하면서 동시에 체지방을 태우고 노화 방지까지 되는 새로운 접근법이 절실하다.

쌓인 피로를 스스로 풀거나 피로가 더 쌓이지 않도록 예방하고, 바른 체형으로 회복할 수 있는 습관을 만들 수 있다면 얼마나 좋을까. '폼롤러와 테니스공 셀프 마사지'는 근막을 이완하는 테크닉(근막에 대한 설명은 31페이지 참조)을 적용하는 아주 쉽고 편안한 몸 관리 솔루션이다. 매일 젊어지는 내 몸 관리 습관이라고 할 수 있다.

어깨와 목, 허리와 등, 골반 같은 부위가 아플 때 누군가 눌러주면 좋겠다는 절실한 마음이 들었던 적이 있을 것이다. 마트에 가면 쉽게 구할 수 있는 테니스공 2개만 있으면, 이제 누군가의 도움이 없어도 스스로 통증 관리, 피로 관리를 할 수 있다. 근막이완요법인 '폼롤러와 테니스공 셀프 마사지'는 다음과 같은 특징이 있다.

- 하루를 시작하기 전 온몸의 근육과 관절을 깨워 활력을 채워주는 쉬운 운동이다.
- 하루 종일 피곤에 지쳐 있는 천근만근 같은 내 몸을 깃털처럼 가볍게 하는 셀프 통증 케어다.
- 불규칙한 취미 활동이나 레저 활동으로 근육을 과도하게 사용한 후 실시하는 몸 풀기 스트레칭이다.
- 스포츠 선수의 기록 갱신이나 경기력 향상을 위해 관절 기능을 향상시키는 마시지 요법이다.

근막을 이완시키는 폼롤러와 테니스공 셀프 마사지는 몸매도 예뻐지고 군살도 예방하는 효과가 있다. 뻣뻣한 몸도 부드럽게 만들어주며, 신진대사가 좋아져 결과적으로 살이 잘 안 찌는 몸을 만들 수 있다. 긴장된 몸을 부드럽고 편안하게 만들어주는 이완법으로, 피트니스 클럽에서 운동 전후 비뚤어진 자세를 회복시키는 데 필수적인 스트레칭이다. 다양한 수식어가 붙을 만큼 여러 가지 효과가 있어 다양한 목적으로 쓰이는 이 놀라운 셀프 마사지법을 지금부터 소개하려고 한다.

걷기조차 힘들었던 몸이 바뀌다

나(우지인)는 경력 20년차 피트니스 전문가로서 고객과 우리 가족이 스스로 건강을 손쉽게 챙기면서 좋은 상태를 유지할 수 있는 방법이 없을까 늘 고민해 왔다. 그런 바람으로 지난 10년간 피트니스 선진국인 독일의 피트니스 비법을 한국에 도입하곤 했다. 독일 피트니스 컨벤션에서 국제 강사 활동을 해오던 중 힐링과 과학과 건강이 조화를 이룬 혁신적인 치유 프로그램을 만났다. 바로 바디스킬 릴리즈(Body Skills Release)라는 것이었다.

2012년, 운동 소도구인 폼롤러와 테니스공을 이용해 겉근육은 물론 속근육까지 자극하는 셀프 마사지인 바디스킬 릴리즈를 배우고 익히며, 아시아 최초로 마스터 트레이너로서 활동을 시작했다. 평소 60, 70대 VVIP 고객을 주로 트레이닝해 왔기 때문에 굉장히 반갑고 절실한 운동요법이었다. 고강도의 운동은 고사하고 걷는 것조차 엄두를 못 내는 분들에게는 혈액 순환을 돕고 낙상 사고를 예방할 수 있는 최고의 헬시 에이징 솔루션이라 해도 과언이 아니었다.

신라호텔과 롯데호텔의 VVIP 회원들에게 폼롤러와 테니스공을 이용한 셀프 마사지(바디스킬 릴리즈)를 일주일에 2회, 각 50분씩 1년간 지도했다. 그런데 보름도 채 되지 않아 회원들의 피드백이 쇄도했다. 자각이 될 만큼 몸 상태가 전과 비교할 수 없을 정도로 최상이라는 전언이었다. 그야말로 결과는 감동 그 자체였다.

어깨 통증이 심하고, 팔을 올릴 수 없던 분이 하루 만에 팔이 쑥 올라가 놀랐다며 가족과 함께 고마움을 표했다. 70대 인기 연예인의 부인은 폼롤러와 테니스공 셀프 마사지를 한 후 발에 끼고 있던 교정기를 빼고 자유로운 새 삶을 시작하게 되었다는 고백을 하며 나의 팬을 자청하기도 했다. 내과 의사인 딸의 소개로 왔던 70대 여자 회원님은 처음엔 걷기조차 힘들어 장보기와 쇼핑도 겁난다고 했다. 그러나 얼마 후 만성통증이 해소되었다며 날아갈 것 같다고 자랑했다. 대사 장애로 밤만 되면 쑤시고 결려서 불면증에 시달렸던 유명 레스토랑 사장님은 지금은 날씬해진 모습으로 변신해 숙면을 취하게 됐다. 이 사장님의 모습을 보고 친구들까지 모여서 소그룹 레슨을 하기도 했다.

현장에서 느끼는 폼롤러와 테니스공 셀프 마사지의 효과는 실로 엄청났다. 굽은 등이 펴져 옷맵시가 좋아지고 다시 회춘하는 것 같다던 어르신들, 명절 선물로 회사 직원들과 가족들에게 폼롤러와 테니스공을 준비했다는 젊은 CEO의 모습, 골프 경기에서 비거리가 좋아지고 스윙에 힘이 실린다며 홀인원 축하 소식을 전하는 회원 등 그야말로 축하 퍼레이드였다. 한 시간 수업만으로도 피로감이 사라지고, 숨어 있던 키가 다시 자란 것 같다는 말을 해서 우리 모두를 웃게 한 일도 있었다.

게다가 폼롤러와 테니스공 셀프 마사지는 스스로 근막을 이완시키는 요법이기 때문에 나중엔 전문가의 도움 없이도 건강한 습관을 저절로 만들 수 있다는 데에 더 큰 의미가 있었다.

셀프 마사지에 대한 입소문이 커지자 각 클래스도 만원이 되어 자리를 미리 예약해야만 수업을 들을 수 있는 상황이 되어 버렸다. 방송 매체와 잡지, 그리고 대기업 임직원의 건강관리 프로그램으로 의뢰가 쇄도했다. 모바일 매거진 피키캐스트에 테니스공을 이용한 셀프 마사지를 소개했는데, 이 '바디스킬 릴리즈' 칼럼은 일주일 만에 10만 뷰를 넘어섰다.

또 삼성전자 외 다수의 기업에서 임직원 리더십 건강강좌로 인기를 누렸고, 어느 글로벌 기업에서는 연수 기간 중 단기 특강으로 시작해 건강에 대한 동기부여 프로그램으로 자리매김했다. 폼롤러와 테니스공 셀프 마사지는 한화그룹의 다이어트 프로젝트에서 기본 프로그램이 되기도 하고, 뷰티 1위 기업 아모레퍼시픽의 VB 다이어트 운동 솔루션으로서 VB 다이어트 센터의 주요 프로그램이 되었다.

최근 셀프 근막이완요법인 폼롤러와 테니스공 셀프 마사지는 피트니스 강사들의 필수 자격증 코스가 되었다. 그들이 이 자격증을 취득하려고 하는 이유는 심폐소생술 자격증처럼 자신뿐만 아니라 가족을 위해, 당연히 알고 실천해야 하는 셀프 마사지법이 필요하다는 것을 인식했기 때문이다. 전국 방방곡곡에서 과로와 만성피로에 시달리는 직장인부터 책과 씨름하는 학생들까지 언제 어디서나 뭉치고 결린 몸을 스스로 케어할 수 있는 방법이 바로 이것이다. 더 많은 분들이 폼롤러와 테니스공 셀프 마사지를 통해 평생 자기관리를 잘할 수 있는 습관을 만들 수 있다면 좋겠다는 바람에서 이 책은 발간되었다. 과거 모든 어린이가 국민체조를 하면서 몸을 단련했듯 현대인의 필수 프로그램이 되었으면 좋겠다는 바람이다.

컨디션이 회복되고
핏이 살아나다

내(김성민)가 폼롤러와 테니스공을 이용한 셀프 근막이완요법을 알게 된 것은 마흔 이후에 내 몸에 일어난 신체 변화 때문이었다. 나이가 마흔이 지난 이후에 느끼게 된 신체 변화가 몇 가지 있는데, 그중 한 가지는 체형 변화에 관한 것이다. 생각보다 오랜 시간 책상에 앉아 있으면 젊은 시절과 달리 몸이 변형되고 있다는 걸 느끼기 시작한 것이다. 바르지 못한 자세로 장시간 앉아 있어서 그랬는지 몸에 균형이 맞지 않음을 느끼곤 했다.

그런데 한번 변형된 자세는 웬만한 운동으로는 돌아오질 않았다. 늘 피로하고 결려 있는 어깨와 목의 통증을 풀기 위해 사우나를 하고 마사지를 받는 등 나름대로 여러 시도를 해보았다. 시원함과 가벼워진 느낌은 그때 잠시일 뿐 점점 예전의 건강한 모습, 바른 자세, 그리고 제 기능을 하는 몸으로 돌아갈 수 없는 게 아닐까 하는 불안은 계속되었다. 대학에서 운동을 가르치고 있는 사람으로서 건강에 자신하고 있었던 터라 불안은 더욱 심했다.

변형된 몸매, 어깨의 비대칭, 굽은 등을 개선해 보려고 나름대로 열심히 근력강화운동도 해봤지만, 잘못 설계된 철골 구조에 시멘트를 바르는 것처럼 근육만 오히려 단단해졌지 원인을 알 수 없는 통증은 여전했고, 내 자세의 구부정함과 그로 인한 불편함은 변함이 없었다.

그러던 어느 날, '새로운 스트레칭법'이라고 부를 만한 것을 경험하게 되었다. 원통형 모양인 폼롤러와 테니스공을 이용한 색다른 근육 이완 프로그램을 체험하는 그 순간을 잊을 수가 없다. 그동안 느껴보지 못했던 자세 개선과 컨디션 회복 효과에 감탄하지 않을 수가 없었다. 뿐만 아니라 2주 정도가 되자 주변 사람들이 "옷 맵시가 살아났다" "걷는 모습이 편안해 보인다"는 인사말을 건네왔다.

혈액 순환, 신진대사, 자세 개선. 3마리 토끼를 잡을 수 있는 '폼롤러와 테니스공 셀프 마사지' 프로그램 덕분에 컨디션이 살아난 나는 자연스럽게 이후부터 주변 사람들에게 '폼롤러와 테니스공 셀프 마사지'의 홍보대사를 자처하고 있다. 피곤한 일상에 찌든 동료 교수들에게, 만성피로에 시달리는 친구들에게, 그리고 책과 씨름하는 학생들에게 '폼롤러와 테니스공 셀프 마사지'는 건강 솔루션이 되어주고 있다.

'폼롤러 셀프 마사지'로 겉근육을 풀어준 뒤 '테니스공 셀프 마사지'로 속근육까지 풀어주는 셀프 근막이완요법을 시작한 후 많은 사람들이 무거운 머리와 뻐근한 목이 한결 가벼워졌다고 말하곤 한다. 몸의 가벼운 느낌뿐만 아니라 어깨와 엉덩이 관절의 가동 범위, 그리고 유연성이 탁월하게 향상되었음을 현저하게 느낀다.

한편 다른 운동을 할 때도 이전보다 동작을 정확하게 수행할 수 있게 된다. 따라서 그 운동으로 인해 누릴 수 있는 최대 효과를 가져갈 수 있다. '폼롤러와 테니스공 셀프 마사지'는 다이나믹 스트레칭의 일종이라고 봐도 좋은데, 고강도 운동이나 과격한 운동 전에 해주면 부상 예방과 운동 기능 향상에 효과가 크다.

여기에 몸매에 대한 자신감은 덤이다. 나의 경우에도 굽었던 등과 링크가 맞지 않아 돌출되었던 어깨가 제자리를 찾았다. 몸의 균형을 되찾으니 걸음걸이가 가볍고 날렵해 보인다는 소리를 쉽게 들을 수 있었다. 해부학적으로 봐도 '폼롤러와 테니스공 셀프 마사지'의 효과는 탁월하다. 뼈가 올바른 위치로 제자리를 찾게 해줌으로써 신체의 협응을 좋게 해준다.

'폼롤러와 테니스공 셀프 마사지'는 주로 하루를 시작하는 아침이나 하루를 마감하는 취침 전에 수행하면 더 좋은 효과를 볼 수 있다. 아침에 하면 아직 잠에서 깨어나지 않은 몸과 정신을 서서히 깨워줌으로써 아침에 급작스러운 움직임으로 발생할 수 있는 신체적 무리와 부상을 덜어준다. 원활하게 힘찬 하루를 출발할 수 있도록 도와주는 것이다. 저녁에 하는 경우에는 신체를 편안하게 이완시켜 숙면을 취하게 만들기 때문에 컨디션 회복에 선순환 효과를 준다.

'폼롤러와 테니스공 셀프 마사지'를 만난 후부터는 정말이지 내 몸이 편안하다. 늘 신경이 곤두서 있는 긴장 상태에서 해방되어서인지 사고에도 유연함이 생겼다. 릴랙스 상태에서의 편안함은 현대인에겐 정말 중요하다. 몸과 마음 모든 측면에서 그렇다. 마사지를 하는 동안은 긴장을 풀어주는 음악도 매우 중요한 요소이고, 몸을 풀어가는 순서, 수분 공급도 중요하다. 좁아진 혈관, 뭉친 근육, 그리고 근막을 자극해 줌으로써 혈액순환 개선으로 이어진다. 따라서 신진대사가 활발해지니 부종 해소와 다이어트에도 도움이 된다.

　뭉친 부분이 풀리면서 조직에 빠른 영양 공급이 되기 때문에 무엇보다 컨디션이 좋아지고 신체에 활력이 생기니, 이것이 '폼롤러와 테니스공 셀프 마사지'의 최고 혜택이라고 말할 수 있다.

통증,
우리 몸이 보내는 SOS

어깨가 아프고 팔이 잘 올라가지 않는 불편함이 있을 때 "오십견 아냐?"라는 말을 한다. 50대에 주로 발병하기 때문에 오십견이라 부른다고 말하는데 요새는 이것이 40대에도 30대에도 나타난다. 그런데 많은 사람들이 통증을 무시하고 그러려니 하고 그냥 무심코 넘긴다.

우리 몸에는 '통증'이라는 센서가 있다. 한마디로 내 몸의 상태를 알려주는 신호가 바로 통증이다. 이 통증을 방치하고 누워만 있으면 몸은 더 굳어버리고, 기능도 힘도 떨어진다. 쑤시고 결리는 원인 모를 통증의 출발점은 근육 덩어리에 있다. 지긋지긋한 목과 어깨의 통증, 허리 통증의 원인은 결국 '근육' 안에 숨어 있다.

과로로 피곤하거나 스트레스로 컨디션이 나쁘거나 심한 운동 후에 오는 근육통은 근육 안에 딱딱하고 두꺼운 매듭이 생겨 나타난 것이다. 고무줄같이 탄성이 좋아야 하는 정상 근섬유와 달리 근육통이 있는 경우에는 스트레칭을 해도 잘 늘어나지 않는다.

'통증이 생겼다'는 건 스트레스를 받은 부위의 근육 섬유 길이가 짧아져 근육이 육포처럼 퍽퍽해져서 움직이기 어려워졌다는 것을 뜻한다. 이럴 땐 근막이 딱딱해지고 신경을 압박하면서 혈류가 나빠지기 때문에 더 심한 통증이 발생하는 악순환이 반복된다. [그림 1]처럼 너무 짧아지거나 길어져버린 근육은 이미 정상적인 힘과 기능이 약해져 있을 수밖에 없다.

근섬유가 탄력을 상실해서 근육이 짧아지면 뼈가 붙어 있는 자리, 엘보우(elbow)라고 하는 팔꿈치나 발뒤꿈치까지 근육이 당겨지면서 통증이 생긴다. 그리고 근육 밑으로 지나가는 신경을 압박하고 엉겨붙어(유착), 신경이 도달해야 하는 부위까지 같이 긴장시키는 방사통(저림 등의 증상이 퍼지는 것)을 유발하기도 한다. 팔이나 다리가 저리거나 뒷머리가 번개 치는 것 같은 느낌일 때도 근육에 문제가 있는 경우가 많다.

이 엉킨 곳을 풀어야 통증이 줄어든다. 폼롤러와 테니스공 셀프 마사지는 딱딱한 매듭을 푸는 근막이완요법이다. 잘못된 근육을 원래의 근육 모양으로 재생시켜 움직임이 편안해지고 순환이 잘 되는 몸으로 바꾸는 것이다.

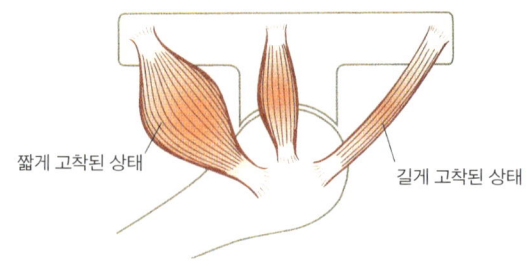

[그림 1] 뭉쳐 있는 근육과 늘어난 근육

근막, 몸의 형태를
올바로 유지시키는 네트워크

근막은 근육, 뼈, 장기, 신경, 혈관과 다른 기관들을 관통하거나 둘러싸는 결합조직 시스템 중 부드러운 조직이다. 머리부터 발끝, 앞에서 뒤, 피부 표면에서 깊은 곳까지 3차원으로 거미줄 망 같은 형태로 전신에 분포해 있다.

우리 몸을 움직이게 하는 근육 구조는 뼈와 근막으로 싸어 있는데, 그중 근막은 온몸을 뒤덮고 있다. 전철 노선처럼 기능적으로 연결되어 있는, 보이지 않는 근막경선이라는 긴 라인도 형성되어 있다. 몸 뒤쪽은 발뒤꿈치에서 이마까지 이어지고, 목에서 허리까지 이어지기도 한다. 발뒤꿈치에 X자로 되어 있는 근막경선들도 있다.(그림 3)

통증을 느끼는 감각 센서도 많아, 근막은 몸의 형태와 틀을 보존시켜 주고 형태를 기억하며, 생명 유지에 필요한 몸 속 기관들이 올바른 위치를 유지할 수 있도록 해준다.

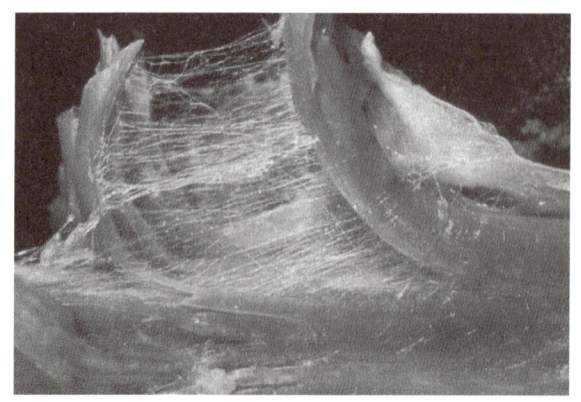

〔그림 2〕 거미줄 같은 형태의 근막

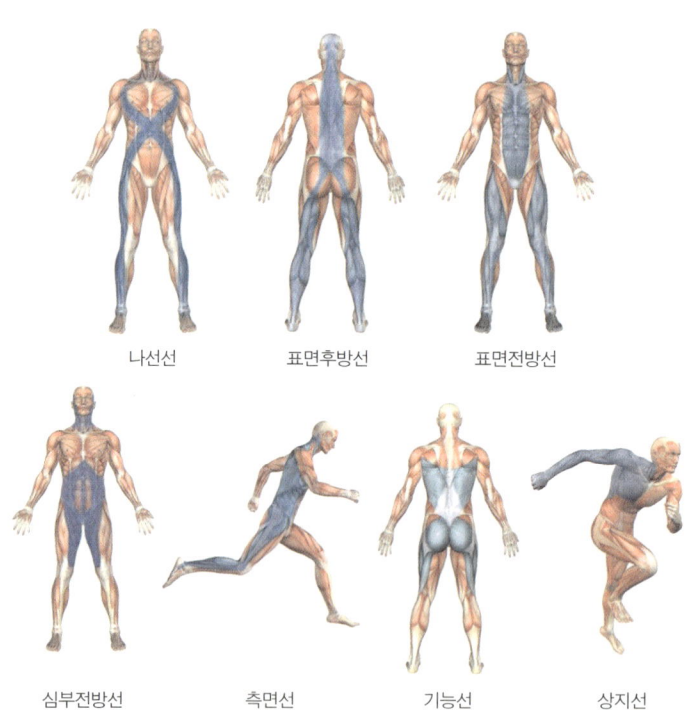

나선선   표면후방선   표면전방선

심부전방선   측면선   기능선   상지선

〔그림 3〕 온몸을 둘러싸고 있는 근막경선

평소 스타킹같이 신축성이 있는 올인원 옷을 입을 때 아래에서 꼬이면 위쪽이 불편해져서 똑바로 서기조차 힘든 경험이 있었을 것이다. 마찬가지로 다양한 경로로 전신의 긴장과 움직임을 연결하는 보이지 않는 선들이 어딘가 불균형하거나 한쪽이 꼬이면 더욱 타이트해져서 왠지 모를 통증과 불편감을 느끼게 된다.

셀프 마사지로 근막을 이완시킨다고 할 때 엉킨 머리칼을 빗으로 빗어준다고 생각하면 쉽다. [그림 2]와 같이 근막이란 실 같은 형태라고 생각하면 이해가 빠른데, 삶은 달걀의 껍데기를 벗겨낼 때 껍데기 안쪽을 감싸고 있는 말랑하고 얇은 껍질을 떠올려보기 바란다. 소시지를 감싸고 있는 투명한 비닐 포장 같은 것, 고기를 찢을 때 사이사이에 연결된 투명한 점액질처럼 보이는 것들을 떠올리면 근막의 정체를 알 수 있을 것이다.

이러한 근막이 여러 가지 이유로 손상되면 근육이 긴장하고 유연성이 감소한다. 불균형한 자세는 근육을 굳게 만들고(경직 상태) 신체에 변화를 주어 만성피로감과 통증에 시달리게 한다.

겉근육과 속근육,
밸런스를 맞춰라

우리의 삶은 그야말로 긴장의 연속이다. 그런데 긴장하고 있다는 것은 단지 심리적인 상태만을 이야기하는 것이 아니다. 우리가 긴장하고 있을 때 그것은 근육이 바짝 긴장하고 있다는 뜻과 같다. 직업으로 인한 육체적인 노동을 하든, 일상의 움직임이든, 가만히 앉아 있든 근육은 일을 하고 있다. 스포츠나 취미로 즐기는 운동을 할 때뿐만 아니라 스트레스 같은 정신적인 압박이 있을 때도 근육은 경직되고 뭉친다는 것을 경험을 통해 알 수 있다.

야근을 계속하는 직장인이라면 매일 피로가 해소될 새도 없이 또다시 피로가 쌓인다. 피로를 푸는 방법도 잘 모르거니와 피로가 누적되면 피로해서 그런 건지 원래 그런 건지 감각도 무뎌진 채로 계속 피로가 쌓여간다. 문제는 이러한 지속적인 긴장이 뼈의 위치를 틀어지게 하고 신경을 누를 정도로 강력한 수축력으로 경직되어, 통증으로 나타나 사람을 괴롭힌다는 것이다.

근육의 기능은 수축과 이완의 반복이다. 한쪽 근육이 수축하면 반대쪽 근육은 이완하면서 관절의 움직임을 만들어낸다. 그래서 힘을 쓰는 동작을 할 때도, 수축하고 버틸 때도, 밀 때도 당길 때도 모든 동작에서 근육이 수축과 이완으로 움직임을 만들어낸다.

너무 움직여도 너무 안 움직여도 근육은 통증을 유발한다. 피로해서 통증이 생기거나 굳어서 통증이 나타나기 때문이다. 좀처럼 움직일 기회가 없는 현대인들에게 바르게 움직이기와 바른 자세는 그만큼 중요해졌다.

좌식 생활이 가져다주는 근육과 골격의 통증을 예방하기 위해서는 바른 자세가 무엇보다 중요하지만, 실상 사람들은 바른 자세의 중요성을 알아도 어떤 자세가 바른 자세인지 잘 알지 못하고 배워본 적도 없다. 그저 등을 펴고 바로 서기 위해 특정 근육에 힘을 주는 것만 알고 있을 뿐이다. 그런데 바르게 힘을 주고 유지한다는 것 자체가 또 다른 긴장을 말하는 것이며 근육의 수축이라는 사실은 잘 모른다. 또 신경 써서 자세유지근(속근육)에 집중을 하지 못하고 방심하고 있다 보면, 어느새 나도 모르게 기울어진 나쁜 자세를 취하게 된다.

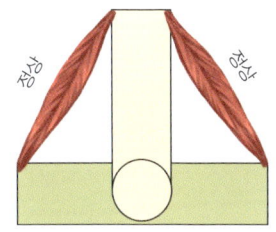 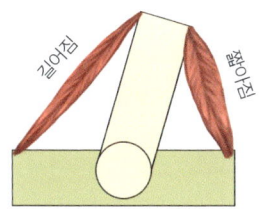

〔그림 4〕 정상 근육과 불균형한 근육

결국 모든 통증의 원인이 불균형한 자세와 스트레스라고 해도 과언이 아닙니다. 통증 없는 일상을 살아가기 위해서는 쓸데없는 긴장이 없는 상태를 만들어야 한다. 근육이 균형 잡힌 자연스러운 자세를 유지해야 한다. 따라서 우리는 긴장되고 짧아진 근육을 먼저 찾아내서 그곳을 풀고 틀어진 자세를 원위치시켜야 한다. 무의식적으로 이루어지는 심신의 긴장을 풀기 위한 릴리즈(release) 요법이 절실한 이유다.

폼롤러와 테니스공 셀프 마사지는 남의 도움이 없이 내 손으로 그날의 피로를 그날 풀어내기 위해 고안된 방법이다. 피로와 통증에 대한 현대인의 필수 응급처치이자 자기관리 품목이라 할 수 있다. 매일 머리를 감고 매일 샤워를 하듯, 피로를 매일 풀어주면서 스스로 통증관리를 하면 만성피로가 쌓일 새가 없다. 과도한 긴장을 해소하는 방법을 배운다면 자연스럽게 통증이 사라지고 나쁜 자세도 개선이 될 것이며, 아침마다 찌뿌둥한 컨디션에서 해방될 수 있을 것이다.

효과적인 셀프 마사지가 이뤄지려면 우선 근육의 속성을 이해해야 한다. 근육은 크게 두 가지 유형으로 나눌 수 있으며, 서로 다른 역할을 한다. 하나는 파워와 속도가 있는 움직임을 만들어내고, 다른 하나는 자세를 취할 때 균형을 유지해 주는데, 두 종류의 근육은 어떤 움직임이든 짝이 되어 통합적으로 함께 한다.

우리가 체력을 향상하고 좀더 탄력 있는 몸매를 만들기 위해 단련했던 근육들은 주로 손으로 만져지는 겉근육이다. 즉, 글로벌 머슬(Global Muscle) 운동근육이다. 달리고 밀고 당기고 일어서기 등 생각하는 대로 각도와 힘의 크기를 조절하며 반응한다. 그만큼 빨리 지치기 때문에 피로감에 온몸이 천근만근 같다는 느낌을 가져다주는 근육이다.

자세유지근은 우리의 자세를 안정시키고 가만히 유지할 수 있는 정적인 근육이다. 중력을 버티는 역할을 담당하며 자세를 유지하면서 발란스를 잡아주는, 뼈와 가까운 심부에 위치한 속근육이다. 속근육들은 감각 센서가 많고 스트레스에 민감해서 주로 짧아져 버리는 근육이라 특히 이완이 필요한 근육이다.

예를 들어 몸통 안정화를 위한 코어 근육 중 자세유지 속근육은 복횡근, 다열근, 횡격막, 골반기저근이 있고, 움직임 근육(겉근육)은 복직근, 복사근, 척추기립근이 있는데, 서로 상호협조적으로 골반과 허리를 안정시킨다.

보통은 속근육을 활성화시킨 후 겉근육을 운동시켜야 바른 움직임과 자세를 만들 수 있는데, 속근육의 발달 없이 겉근육만으로 움직이게 되면 힘센 겉근육만 활동해 움직임의 균형이 깨지고 허리에 긴장을 초래하면서 결국 속근육의 통증을 만들고 만다. 식스팩 같은 겉근육 만들기에만 열중한 몸짱 젊은이가 허리가 아파 병원에 다니는 이유가 바로 여기에 있다.

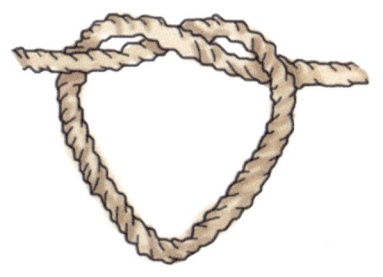

〔그림 5〕 근육섬유에 매듭이 생겨 통증이 되는 과정

이렇듯 자세유지근과 움직임 근육이 서로 불균형하면 불안정한 자세 때문에 속근육에 통증은 더 심해지고 더욱 불균형을 초래해 악순환이 반복된다.

평소 늘 구부정하고 근육이 늘어진 자세로 오랜 시간 앉아 있는 직장인과 학생들은 모두 겉근육과 속근육의 불균형으로 인해 수반되는 깊은 통증을 달고 다니는데, 단지 '피곤해서 그렇지 뭐'라고 대수롭지 않게 생각한다는 것이 문제다.

심신의 스트레스가 이런 패턴으로 반복되면 근육이 손상되고 근육세포 내 칼슘 농도 조절에 이상이 발생하면서 근육섬유 내에 단단한 매듭 같은 밴드가 만들어지는 변성이 생긴다. 이것이 눌렀을 때 예민한 통증이 발생되는 근막통증증후군(myofascial pain syndrome)의 원인이 되는 것이다.

그래서 현대인에게 통증 케어는 필수가 되었다. 이 책에서 폼롤러를 굴려주며 매일 다른 환경, 다른 움직임, 다른 스트레스로 뭉친 겉근육을 부드럽게 달래고, 불균형한 자세로 버티느라 오랜 기간 가지고 있었던 만성피로의 결과물인 압통점을 테니스공으로 자극해 통증 물질을 녹여주는 방법을 배울 것이다.

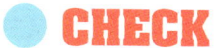

셀프 마사지 전과 후 어떻게 다를까

폼롤러와 테니스공으로 겉근육과 속근육을 모두 푸는 셀프 마사지를 시작하기 전에 먼저 나의 몸 상태와 자세를 체크해 보도록 하자. 테니스공으로 발바닥 근막을 풀어주면 마사지하기 전과 후가 어떻게 다를까? 효과는 바로 볼 수 있기 때문에 충분히 짐작할 수 있다.

한쪽 발바닥은 테니스공으로 충분히 풀어주고 다른 쪽 발바닥은 풀지 않은 채 눈을 감고 양쪽 느낌을 비교해 보면, 너무나 달라 깜짝 놀랄 것이다. 우리의 몸은 전체가 유기적으로 연결돼 있기 때문에 발바닥 근막이 풀어지면 목의 통증과 유연성까지 개선된다.

먼저 목의 유연성을 체크해 본 뒤, 테니스공 하나를 준비해 맛보기로 셀프 마사지 효과를 느껴보자.

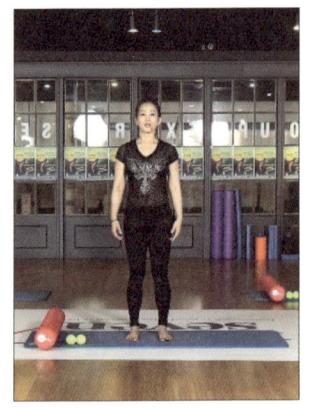

먼저 두 다리가 11자가 되도록 선다. 이때 무릎과 두 번째 발가락이 같은 라인이 되도록 바르게 선다. 양팔은 몸 옆에 늘어뜨리고 어깨와 목의 긴장을 푼다.

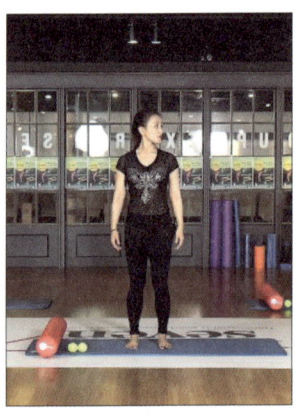

● 마사지 전 **CHECK 1**

이 자세에서 어깨는 그대로 둔 채 고개만 오른쪽으로 돌린다. 자신이 어느 지점까지 고개를 돌릴 수 있는지 벽의 한 지점을 체크해 둔다.

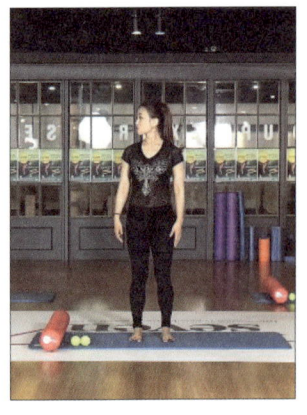

● 마사지 전 **CHECK 2**

제자리로 돌아와서 반대쪽으로도 고개를 돌린다. 천천히 목을 돌려서(몸통은 돌아가지 않는다) 목의 긴장감을 느껴본다. 마찬가지로 내가 어느 지점까지 고개를 돌릴 수 있는지 벽의 한 지점을 체크해 둔다.

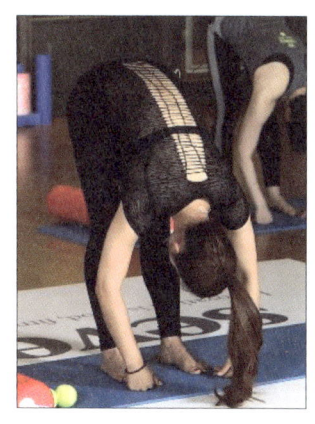

● 마사지 전 **CHECK 3**

상체를 숙여 본다. 손이 바닥에 닿는 것이 목표가 아니라 목 뒤, 등 뒤, 허리 뒤, 엉덩이 뒤, 무릎 뒤, 어디에 긴장감이 많이 오는지 기억해 둔다.

TENNIS BALL RELEASE _ 발바닥 근막 풀기

발은 작은 뼈 26개와 100개 이상의 근육과 인대가 볼록한 아치를 만들어 안정감과 평형감을 유지시켜 준다. 하루 종일 체중과 지면 사이에서 생긴 충격을 흡수하는 역할을 하기도 한다. 그런데 노화나 과로로 인해 발바닥의 충격 흡수 기능이 떨어지면 쉽게 피로감을 느끼고 발바닥에 통증이 온다. 심한 경우 뒤꿈치, 발등까지 통증이 나타나 발 모양이 변형되는 지경에까지 이른다. 특히, 족저근막염(뒤꿈치 통증 증후군)이 생기면 발바닥의 아치가 무너져 내려 평발처럼 근막이 늘어나 염증과 유착이 생긴다. 아침에 일어나면 바닥에 발을 딛지 못할 정도의 통증으로 걷기조차 힘든 경우도 생긴다.

테니스공으로 발바닥 근막을 풀어주면 족저근막염의 예방뿐 아니라, 고강도 운동(예를 들면 1일 4분 몰입운동 타바타 프로그램, 표지 뒷날개 참조)을 하기 전 워밍업 운동으로도 충분한 효과가 있다.

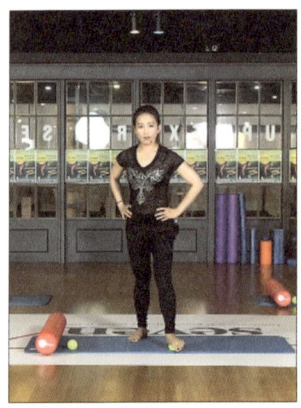

발바닥 마사지하는 법

1. 테니스공 하나를 준비한다.
2. 다리를 앞뒤로 벌려 서서 앞쪽 발바닥에 체중을 70% 정도 실어주어 누르는 자세가 되도록 한다(오른발부터 해보자). 발가락 라인을 따라 세로 방향으로 꾹꾹 누르듯 밀어주며 발바닥을 충분히 풀어준다.
3. 발바닥 아치 모양을 따라 세로로, 가로로 마사지해 주며 통증이 느껴지는 부위는 잠시 멈춘다. 지그시 누르며 10~30초 정도 멈춘다(지그시 누름으로써 혈류가 몰리면서 긴장이 풀리고 자연스럽게 산소와 혈액 공급이 되면서 재생 효과도 따라온다).
4. 총 1분 정도 발바닥 전체를 마사지하듯 공을 넓게 굴려주며 족저근막을 이완시킨다.

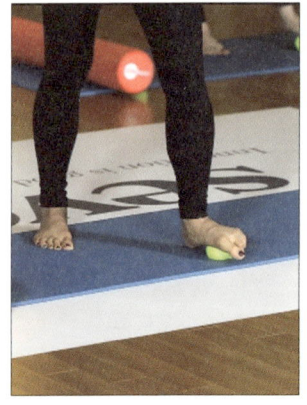

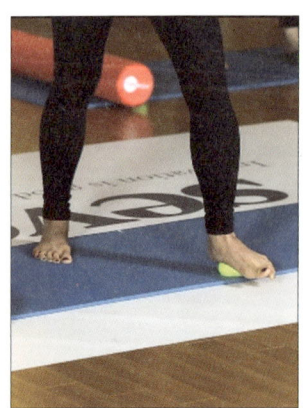

● 마사지 후 **CHECK 1**

한 발을 충분히 푼 다음 11자로 바르게 서서 눈을 지그시 감아보자. 마사지한 오른쪽 발과 왼쪽 발의 느낌을 비교해 본다. 마치 짝다리 같은 착각이 들 정도로 마사지한 오른쪽 발이 솜털처럼 가벼워졌다는 사실에 깜짝 놀랄 것이다. 체중 4kg 정도의 차이가 느껴질 만큼 무게와 부피가 다른 느낌일 것이다.

● 마사지 후 **CHECK 2**

양쪽 발을 모두 마사지한 다음 다시 11자로 바르게 서 본다. 처음 테스트했던 첫 자세를 해보자. 몸통은 그대로 두고 다시 오른쪽으로 고개를 돌려본다. 마사지 전보다 훨씬 더 뒤쪽을 볼 수 있게 되었을 것이다. 반대쪽도 고개를 돌려본다. 아까보다 훨씬 목이 편안해지고 가동성이 좋아졌음을 알 수 있다.

원리는 이렇다. 만약 티셔츠 아래쪽 근육이 뭉쳐 있다고 생각해 보자(티셔츠가 뭉쳐져서 아래쪽으로 당긴다고 생각해 보자). 그러면 연결된 근육이 당겨져서 어깨 쪽이 타이트해지고 뻐근해진다. 그러면 우리는 어깨와 목에 문제가 생겼다고 생각해 그쪽을 만진다. 그러나 아래쪽에 뭉쳐 있던 근육을 풀어주면 어깨와 목 쪽 긴장이 풀리면서 통증도 개선이 되고 어깨 쪽도 덩달아 가벼워진다. 똑같은 원리로 발바닥을 풀어주면 근막 라인이 연결돼 있기 때문에 목의 기능까지 개선된다.

CHAPTER 2

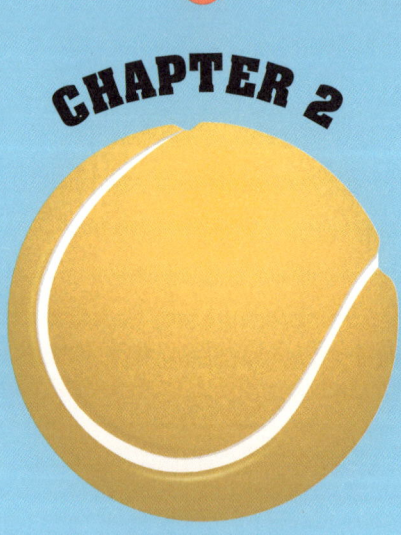

셀프 마사지 6가지 효과

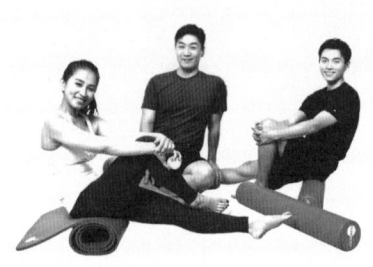

기초체력이 약한 현대인들은 유산소운동을 하기에 버거움을 느끼는 경우가 많아,
운동을 시작해도 쉽게 포기하고 만다.
그렇지만 좋은 음식만으로 활력이 생기기를 기대하기에는 무리가 있다.
뭉친 근육을 감싸고 있는 근막을 부드럽게 풀어주는 것으로,
몸을 훨씬 가볍게 유지할 수 있다.
폼롤러와 테니스공 셀프 마사지의 효과는 어느 정도인지 알아보자.

만성피로를 풀어
몸을 가볍게 한다

직장생활을 하며 야근이 연속되기라도 하면 사람들은 집에서 아무것도 안 하고 만사 귀찮아하며 잠만 자는 경우가 많다. 세포에 산소가 부족하면 인간은 쉽게 지치고 피로하다고 느끼는데, 하루 종일 잠을 자고 일어나도 충전은커녕 더 피곤하고 무기력해지는 것이 현실이다. 세포에 산소를 불어넣어 만성피로를 해결할 수 있는 단 하나의 방법은 약도 잠도 아닌 바로 운동이다.

현대인은 엉덩이 관절, 무릎 관절, 어깨 관절 등 거의 모든 마디가 접힌 채로 일상생활을 하기 때문에 이 부위에 모여 있는 림프선의 흐름은 정체되기 마련이다. 따라서 노폐물이 잘 흘러가지 못하는 자세로 하루를 보내는 일이 많다. 그렇기 때문에 서혜부(골반과 다리가 만나 접히는 부위), 겨드랑이, 무릎 뒤 같은 부위를 쭉 펴고 늘릴 수 있는 자세와 스트레칭이 큰 도움을 준다.

그러나 내 몸이 천근만근이라 움직이기조차 힘들고 체력도 너무 떨어져 있다면, 숨찬 운동을 시작하기에 두려움과 망설임이 따를 것이다. 운동을 미루는 현대인들만 탓할 일이 아니다.

"하루 1시간이라도 꼭 시간을 내서 운동하세요."라는 말은 너무나 비현실적으로 들릴 수 있다. 현대인은 시간이 너무 없다. 기운도 없다. 그러니 운동을 시작하더라도 유지하기가 힘들다. 또 무작정 늘리고 뻗는 스트레칭은 애만 쓰다 일회성으로 끝나기가 쉽다. 효과도 그때 잠시뿐이라는 사람이 많다.

피로관리의 시작은 늘 짧아져 있는 근육을 늘리고, 뭉침과 결림을 풀어주는 근막 이완으로 시작하면 효과는 최고다. 중력을 느끼던 팔다리는 어느새 깃털처럼 가벼워지고, 혈액 순환과 산소 공급이 잘 되어 피로가 잘 쌓이지 않게 된다.

겉근육을 자극해 뭉친 곳을 풀어주는 폼롤러 셀프 마사지와 속근육을 자극해 통증을 풀어주는 테니스공 셀프 마사지로 하루를 시작하고 마무리해 보자. 그날의 피로를 그날 풀어버릴 수 있으니 만성피로와 영영 작별할 것이다.

나이가 들어도
살찌지 않는 체질로 바뀐다

비만은 관리해야 하는 질병이다. 단순히 체중 감량하는 것만으로는 비만을 해소할 수 없다.

비만의 1등 공신은 스트레스다. 극심한 스트레스는 교감신경을 흥분시키고, 코르티솔이라는 스트레스 호르몬의 분비를 증가시킨다. 코르티솔 호르몬은 식욕을 증가시켜 폭식하게 만들고, 복부에 많은 지방이 쌓이게 하니 몸매를 망치는 나잇살의 주범이 된다. 스트레스가 쌓이면 매사가 귀찮으니 꿈쩍도 하기 싫어지고, 결국 더욱 비만이 심해질 수밖에 없다.

비만의 원인이 되는 스트레스를 방치하지 않고 쉽게 해소하는 방법이 바로 폼롤러와 테니스공 셀프 마사지다. 뭉쳐진 근막을 마사지해 이완시키는 요법으로 스트레스 관리도 가능하다.

폼롤러에 누워 답답한 가슴을 확장하고 무거운 머리를 내려놓는 릴랙스 자세를 취해보자(72~81페이지 참조). 호흡이 안정되고 마음이 편안해지는 것을 느낄 수 있다. 게다가 뭉친 근육이 풀리고 혈액 순환이 잘 되니 체온이 따뜻해진다. 체온이 따뜻해지면 신진대사가 활발해지고 몸 속 노폐물도 잘 빠져나가 체지방이 쌓이지 않는 몸이 된다. 선순환의 고리를 만들어 항아리 몸매의 원인이 사라지고 몸은 점점 날씬한 체질이 된다.

또 짧은 시간 동안 근막을 이완시키는 것만으로도 민감해진 교감신경을 안정시킬 수 있다. 교감신경은 척추의 가슴 부분과 위쪽 허리 부분에서 일어나 내장에 분포하는 신경인데, 심장을 강하고 빠르게 수축시키고 혈관 수축, 동공 확대 등의 작용을 한다. 교감신경을 안정시키지 못하면 스트레스는 불안증이나 우울증으로 모습을 바꾸어 우리를 괴롭힐지 모른다.

폼롤러와 테니스공 셀프 마사지를 시작하면서 집중력이 높아지고 업무에서도 성과를 보이는 사례는 많다. 그들은 이제 활기찬 일상 속에서 건강한 몸을 유지할 수 있을 것이다.

부기를 없애고
자세 교정을 돕는다

하루 종일 같은 자세로 책상에 앉아 학업에 열중해야 하는 학생들이 병원을 찾는 경우가 많다고 한다. 물론 스마트폰의 영향도 있다. 게다가 직장인들도 하나같이 체력이 예전 같지 않다고 호소하는 것이 현 시내의 실정이다.

의자에 앉은 자세로 오랜 시간을 버티다 보면 당연히 혈액 순환에 문제가 생긴다. 어린아이부터 노인까지 어깨는 늘 뭉쳐 있고, 목덜미가 뻐근하고, 허리는 저리며, 무릎이 시큰거리고, 발목이 퉁퉁 붓는다고 한다.

결국 학업이든 업무든 집중도는 현저히 떨어지고 성과에도 영향을 미친다. 신체의 한 부위가 뭉치고 결린다는 것은 결국 순환이 안 되고 근막이 엉겨 붙어 있다는 것을 의미하는데, 이것을 풀어주면 부종은 물론이고 통증도 개선되는 데나 바른 자세를 유지하는 데 도움이 된다.

뭉침이 오래돼 자세가 틀어지면 건강 상태에도 적신호가 오기 쉽다. 예를 들어 골반이 틀어지면 우리 몸의 중심도 어긋나서 고관절이 뒤틀리면서 다리 모양까지 변형되기도 한다. 또 좌우가 비대칭한 자세로 생활습관이 굳어져버리면 골반이 틀어지면서 하체 순환에도 영향을 미쳐 지방이 몰려 살이 찌는 원인이 되기도 한다.

폼롤러와 테니스공 셀프 마사지는 매일 매일 뭉친 근육을 케어할 수 있기 때문에 부종 상태에서 벗어나면서 점점 자세 교정 효과까지 볼 수 있다. 두 가지 간단한 소도구만 있으면 부기를 스스로 케어하는 것이 가능하다.

혈류를 개선해
노화를 방지한다

운동이 명약인 이유는 혈액순환이 잘 되는 몸을 만들어 암 같은 질병을 예방하고, 무병장수를 유도하기 때문이다.

  이 책에서 소개하려는 폼롤러와 테니스공 셀프 마사지는 엉킨 근육을 풀어 유연성을 높일 뿐 아니라 혈류와 림프 순환을 개선해 준다. 우리 몸의 혈액순환을 돕는 간편하고 편안한 셀프 마사지는 힘들여 뛰거나 땀내지 않아도 누구나 쉽게 건강관리를 할 수 있다는 점에서 좋다.

  혈류와 림프 순환 개선이 되면 노폐물이 쉽게 빠지는 몸으로 변하기 때문에 살찌지 않는 체질을 만든다. 게다가 스트레스가 쉽게 쌓이지 않는 몸이 되기 때문에 그것이 선순환 구조가 된다.

  스스로 건강해져야겠다고 결심했다면 반드시 무언가 해야 한다. 아침에 에너지를 높이고 활력을 얻는 고강도 운동을 선택했다면, 저녁에는 혈액순환이 잘 되도록 몸을 풀어주는 폼롤러와 테니스공 셀프 마사지를 해보자. 그날 쌓인 피로는 그날그날 풀어줄 수 있기 때문에 늙을 틈이 없다. 매일 젊어지는 효과를 경험해 보자.

백세 시대에 삶의 질은 돈이 아니라 무릎이 결정한다는 말이 있다. 이것은 비단 노년층만의 문제도 아니다. 생활습관병에 시달리는 중장년층에게도 해당한다. 내 몸을 스스로 잘 움직일 수 있느냐의 기동성 문제는 현 시대의 이슈가 되었다. 백세까지 산다 해도 70부터 자리 보존하고 누워 30년 동안 제대로 움직이지 못하고 산다면 길어진 수명은 재앙이라고 할 수밖에 없다. 부디 쉽게 익히던 국민체조처럼 셀프 마사지를 매일 반복하는 습관으로 만들기 바란다.

통증을 개선하고
체력을 올린다

활기찬 인생을 살고 싶다면 체력은 필수다. 기초체력은 일의 효율을 높이고 공부할 때 집중력을 키워주며 기분을 좋게 하는데도 영향을 미친다. '건강한 몸에 건강한 정신이 깃든다'는 말은 아무리 강조해도 지나치시 않는다. 체력이 회복되면 몸이 살아나면서 마음도 살아나지만, 의지를 세우고 마음을 다잡는 것만으로 몸이 회복되는 경우는 좀처럼 없다.

폼롤러와 테니스공 셀프 마사지를 꾸준히 하면 자세가 교정되어 근육의 밸런스를 잡아주기 때문에 체력 향상에 도움이 된다.

최근 이유를 알 수 없지만 왠지 불안하고 신경질이 늘었다면 먼저 자신의 체력이 떨어지진 않았는지 점검해 보기를 권한다. 불규칙한 생활습관과 지나진 야근, 정도가 심한 스트레스를 받은 적이 있다면 반드시 체력도 떨어져 있을 것이다.

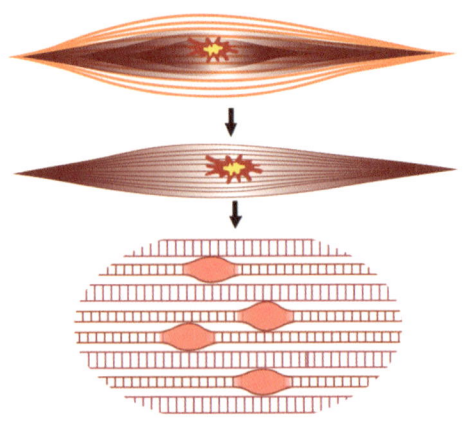

〔그림 6〕 확대해서 본 통증유발점

흔히 체력이 좋지 않을 때 '저질체력'이라고 말한다. 쉽게 체력이 떨어지거나 기초체력 자체가 낮은 저질체력이라면 스트레스에도 더 민감하게 반응하고 집중력과 의지력도 생기지 않을 것이다. 체력을 키우는 것은 곧 삶의 질을 향상시키는 일이 된다.

통증 케어를 할 때는 특히 겉근육만 푸는 것보다 속근육까지 풀어주는 게 중요하다. 몸의 심부를 붙잡아주는 속근육을 풀어 겉근육과의 밸런스를 맞추면, 근육이 제 기능을 찾고 탄성이 좋아지면서 쑤시고 결린 곳 없이 컨디션이 빠르게 회복된다. 어린아이처럼 지치지 않고 활력이 떨어지지 않는 일상생활을 누릴 수 있다.

숙면을 유도해
집중력을 높인다

정신 건강을 위해서는 신체적인 측면에서부터 신경써야 한다. 과도한 스트레스를 줄여야 몸과 마음이 조화를 이루고 정신 건강에도 좋다. 몸의 사소한 결림과 뭉침이라도 오랫동안 방치하면 만성화되고 결국엔 정신 건강까지 위협할 수 있다.

목덜미가 늘 뻣뻣하고 뻐근한 것만으로도 뇌는 산소 공급이 힘들어지고 혈관이 압박을 받는다. 스트레스에 저항하는 정신력이 약해지면 무기력해지면서 판단력, 사고력, 집중력이 흐려져 우울증과 공황장애가 올 수도 있다. 근육의 뭉침이 신경을 자극해 심리적으로 영향을 미치기도 한다.

매일 긴장할 수밖에 없는 내 몸의 근육을 스스로 풀어주면서 목과 척추의 부담을 줄여준다면, 마음은 차분해지고 호흡이 안정되면서 부교감신경의 활동이 활발해진다. 부교감신경은 깊은 잠에 빠지도록 유도하는 역할도 하기 때문에, 누적된 피로로 인한 근육통을 셀프 마사지로 없애주는 것이 깊은 숙면으로 이어지는 결과를 가져온다. 따라서 피로가 쉽게 풀리는 것은 물론 일상의 활력도 되찾을 수 있다. 활력이 가득찬 일상은 결국 집중력으로 이어져, 셀프 마사지를 배운 것이 업무나 일에서 좋은 성과로 이어지는 사례도 많다.

셀프 마사지로 근육 뭉침이 풀리면 결국 부신에서 분비되는 스트레스 호르몬인 코르티솔 분비가 줄어드니 만병의 근원인 스트레스가 해소되는 셈이다. 동시에 에너지가 재충전되어 자신감이 충만해질 것이다.

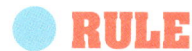

셀프 마사지 3가지 규칙

● RULE 1 _ 언제 어디서든, 그러나 규칙적으로

매트를 펼칠 만한 곳, 춥지 않으면서 공기가 잘 통하는 작은 공간만 있으면 어디서든 셀프 근막이완요법, 폼롤러와 테니스공 셀프 마사지를 할 수 있다.

- **기상 직후 실시한다:** 아침에 이부자리에서 일어났지만 여전히 찌뿌둥할 때 잠시라도 테니스공이나 폼롤러에 등을 대고 굴려주면 솜털처럼 가벼운 몸으로 하루를 출발할 수 있다.
- **잠자리에 들기 전에 실시한다:** 하루 일과를 마치면 마음의 여유가 생기면서 좀 더 여유롭게 온몸을 마사지할 수 있다. 불면증 해소 효과가 있는 데다가 혈액 순환을 돕고 숙면을 유도하기 때문에 다음날 아침 기상이 가뿐해진다.
- **쉬는 시간에 실시한다:** 업무나 학업으로 머리가 지끈거리고 눈이 침침할

때, 순환이 안 되어 등과 어깨가 뭉쳐 아플 때는 방치하지 말자. 그때마다 부위별 마사지를 실시하면 바로 편안해지는 걸 느낄 수 있고, 더불어 약값과 병원비를 아낄 수 있다.

- **매일 규칙적으로 실시한다:** 나쁜 자세를 바르게 고치고 싶다면, 나도 모르게 늘어진 채 굳어 있거나 짧아진 채 뭉쳐 있는 통증 부위를 찾아 풀어 준다. 치유와 재생을 위해 좀 더 꾸준한 관리가 필요하므로 매일 시간을 정해두고 식사하듯 자주 반복해 준다.
- **운동 전에 실시한다:** 등산을 가기 전, 축구나 야구를 할 때에도 준비운동 전에 테니스공이나 폼롤러 마사지를 먼저 한다. 뻣뻣한 관절과 긴장된 근육이 부드러워져 운동 중 부상을 예방해 준다. 오랜만에 운동을 할 경우는 특히 발목이나 허리, 무릎을 다치기 쉽다. 이때 셀프 마사지를 해주면 우리 몸은 보호된다. 특히 운동선수들은 움직임, 속도와 근파워(muscle power)가 좋아지니 경기력이 향상된다.
- **운동을 마친 후에 실시한다:** 나도 모르게 움직이는 패턴이 반복돼 과도하게 사용한 근육의 불균형과 피로감을 곧바로 해소시킬 수 있다. 특히 여성들이 고민하는 강도 높은 운동 뒤의 근육통, 운동 직후 바지가 터질 것 같이 허벅지가 비대해지는 느낌도 바로 가라앉히고 다음날 오는 통증까지 잡을 수 있다.

● RULE 2 _ 천천히! 지그시! 부드럽게!

몸을 이완시킨다는 것, 지압처럼 근막 마사지를 한다는 것은 경직되고 짧아진 근육을 원래 길이와 탄성으로 회복시키는 것이다. 또한 약한 근육의 힘을 강하게 하며, 단순한 스트레칭에서는 얻을 수 없는 통증 발생의 원인을 잡아내고 근막을 원래 상태로 복구한다는 것이다.

평소 거북목이나 새우등처럼 오랜 시간 나쁜 자세로 근막을 팽팽하게 긴장시키거나 스트레스를 준다면 근막에 염증이 생기거나 파열될 수도 있다. 평소 근막이완요법을 통해 자세와 움직임이 나빠지지 않도록 틈틈이 마사지하듯 관리해야 한다.

셀프 마사지는 다음 두 가지 도구를 이용한 근막이완요법이다. 근육의 긴장과 유착(엉김)이 풀어지면, 근육과 결합조직의 질이 눈에 띄게 향상되어 최상의 컨디션을 유지할 수 있다. 또 자연스러운 움직임이 가능해져 통증의 원인인 나쁜 자세가 저절로 교정되는 효과까지 얻을 수 있다.

- **폼롤러:** 피로감이 느껴지는 부위에 폼롤러를 이용해 천천히 부드럽게 롤링해 주면 짧은 시간만으로도 손쉽게 긴장을 풀 수 있고 만성피로를 녹일 수 있다. 긴장된 근육 부위를 30~60회 정도, 또는 1~2분간 롤링하면서 불편한 느낌이 약 50~75% 개선될 때까지 계속 마사지해 준다.
- **테니스공:** 어딘지 모를 쿡쿡 쑤시는 통증이 있을 때는 마사지볼을 사용한다. 마트에서도 쉽게 구할 수 있는 테니스공을 이용하면 좋다. 체중을 이용해 지그시 압박해 주면 되는데, 오랜 시간 뭉친 곳일수록 깊은 압박을 통해 산소와 영양을 공급시켜 손상된 근육의 재생 속도를 빠르게 할 수 있다. 통증 부위를 찾으면 통증이 감소될 때까지 그 자리를 약 30초~90초 정도 압박해 주면서 반복한다.

● **RULE 3** __ 금기 사항을 지킨다

- **강도와 시간:** 무조건 강하고 센 것이 좋은 게 아니다. 강한 압력과 빠른 속도로 누르면 순간적으로는 시원한 것 같고 풀리는 것 같은 착각이 든다. 그러나 오히려 반발력이 생겨 긴장이 풀리기는커녕 멍이 들거나 통증이 더 심해질 수 있다. 반드시 체중을 이용해 긴장 정도에 따라 지속 시간을 조절한다.

- **호흡:** 마사지할 때 혈액과 산소를 잘 공급할 수 있도록 돕는 부드러운 호흡이 동반되어야 한다. 갑작스러운 통증을 느낄 때 자기도 모르게 숨을 꾹 참는 경우가 있는데 좋지 않은 습관이다. 내쉬는 호흡을 통해 통증을 함께 날려버리며, 숨을 한꺼번에 몰아쉬지 않도록 주의한다. 우리 몸이 편안하게 느낄 수 있도록 호흡과 함께 각 부위에 집중해야 몸과 마음의 긴장이 풀어지고 재생과 회복이 잘 된다. 천천히! 지그시! 부드럽게! 세 가지를 잊지 않도록 한다.

- **마사지 부위:** 뼈 구조물(예를 들면 등배의 가시돌기, 슬개골) 위로는 절대로 롤링하면 안 된다.

- **금기 대상:** 골다공증, 디스크 손상 환자, 모든 종류의 급성 통증, 혈전증, 고혈압, 연부조직 류머티즘, 섬유근육통, 인공 관절(고관절, 슬관절), 악성 종양, 민감성피부, 골수염, 심장병 등 금기 대상에 해당되는 경우 사전에 의사와 상담한 후 시작해야 한다.

셀프 마사지 준비물

준비물로 먼저 매트, 폼롤러, 그리고 테니스공 두 개를 준비한다. 따뜻한 바닥과 따뜻한 공간만 있다면 언제든 실시할 수 있다. 조이지 않는 편안한 복장과 차분한 조명이 더해진다면 훨씬 더 안정적인 분위기가 연출되어 마사지 효과가 뛰어날 것이다.

물리치료사들과 재활치료사들이 오랜 시간 동안 환자들에게 사용해 왔던 폼롤러와 스몰볼은 경제적이고 휴대성이 좋고 안전해서, 언제 어디서나 편안하게 내 몸을 스스로 관리하는 데 활용하기 좋다. 신체 각 부위의 엉긴 근육과 근막을 내 체중을 이용해서 이완시켜 스트레칭 효과를 얻게 한다. 또한 통증이 있는 특정 부위의 뭉침을 풀어주고 약해진 근육을 자극해 제 기능을 회복할 수 있도록 돕는다.

● **폼롤러**

가로 91cm 길이, 지름 15cm의 원통형 폼롤러는 스티로폴 재질로 가벼워서 집안이나 사무실에서 보관해 두기가 쉽고, 트렁크에도 넣을 수 있는 안전한 도구다. 시중에 크고 작은 다양한 원통형 롤러가 나와 있지만, 폼롤러는 넓은 범위의 운동과 다양한 활용이 가능하다. 한때 품귀 현상이 있을 정도로 인기가 있었던 이유가 여기에 있다.

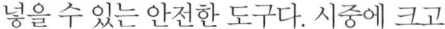

　폼롤러를 이용한 스트레칭을 하면 내 몸의 불균형을 인지할 수 있다. 몸에 대는 순간 아프고 뭉친 곳을 즉각적으로 알아차릴 수 있어 바로 마사지하면 된다. 크고 두껍게 긴장된 부위들을 찾아내 피로를 녹여내고 건강한 상태로 회복시킨다. 또한 잘못된 자세를 교정하는 효과도 있고, 유연성도 크게 향상된다. 고강도 운동 전에 사용한다면 운동 동작들을 좀 더 쉽고 정확한 자세로 수행할 수 있을 것이다.

● **테니스공**

테니스공을 이용한 이완 마사지는 겉근육 깊숙이 뼈 가까이에 있는 속근육의 통증들, 즉 정확히 짚어내기 어렵지만 깊은 곳 어딘가가 욱신거리고 뻐근한 느낌이 드는 곳을 풀어줄 때 사용하는 방법이다. 이때 테니스공이 통증 부위를 지그시 누르며 압박한다.

우리 몸을 아프게 하는 통증들은 속근육까지 자극하지 않으면 풀리지 않는 경우가 많다. 따라서 누군가가 통증 부위를 눌러주는 것보다 테니스공을 이용해 자기 체중으로 눌러주는 쪽이 효과 면에서도 뛰어나다. 통증 케어만을 목적으로 할 경우에는 테니스공 셀프 마사지로도 충분하지만, 겉근육과 속근육의 밸런스를 맞추는 것도 중요하므로, 폼롤러를 이용해 겉근육을 풀어주는 셀프 마사지를 한 뒤 테니스공으로 속근육까지 마사지하는 쪽을 권한다.

　마사지볼로는 골프공, 야구공 같은 다양한 공이 있지만 몸에 대는 순간 너무 차갑지 않고 너무 딱딱하지 않은 테니스공을 추천한다.

　테니스공은 구입하기가 쉽고 저렴하다. 거실, 침실, 사무실 등 어느 곳에든 보관하기 쉽고, 핸드백 속에도 소지할 수 있어 활용도가 높다. 두 개를 붙여 마치 땅콩 모양으로 마사지할 수 있으며, 운동 전문용품점에서 마사지 전용 볼이나 고무공 같은 라크로스 볼로 대체하는 것도 가능하다.

● **매트**

차가운 맨바닥보다는 요가 매트 위에서 폼롤러와 테니스공을 두고 셀프 마사지를 하는 것이 좋다. 무엇보다 공이 미끄러지지 않기 때문에 안정적으로 마사지를 할 수 있다. 또 체온을 떨어뜨리지 않으므로 효율적이며 머리와 발, 팔꿈치와 무릎 관절을 보호하기 위해서도 매트를 사용하는 것이 좋다. 만약 매트가 없다면 얇은 담요를 활용해도 좋다.

● 물

마사지 전후에 물을 마시면 혈액순환을 도와 피로회복이 훨씬 빠르고 전신이 상쾌해진다.

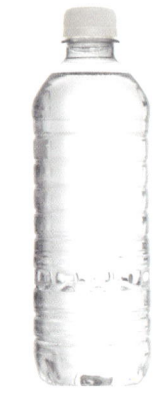

반대로 수분이 부족하면 피로물질이 잘 쌓여 온 몸이 뻣뻣해지니 만성피로와 통증을 달고 살 수밖에 없다. 근육은 75% 이상 수분을 보유해야 촉촉해지니 뻣뻣한 느낌이 줄고 전신의 탄력이 좋아진다. 콜라겐 성질과 유사한 근막은 친수성이다. 마사지를 통한 순환과 재생이 촉진되도록 시너지를 내려면 수분 보충은 필수다.

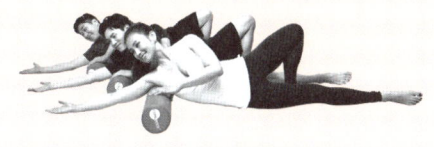

하루 동안 쌓인 피로를 그날 바로 풀 수 있다면
사람은 늙을 틈이 없을 것이다.
아침에 일어나자마자 또는 잠자기 전,
일정한 시간을 정해놓고 매일 셀프 마사지로 관리해 보자.
모든 동작을 다 하지 않아도 좋다.
하루에 단 5분이라도
내 몸을 위한 시간을 갖는 습관을 들이는 것이 중요하다.

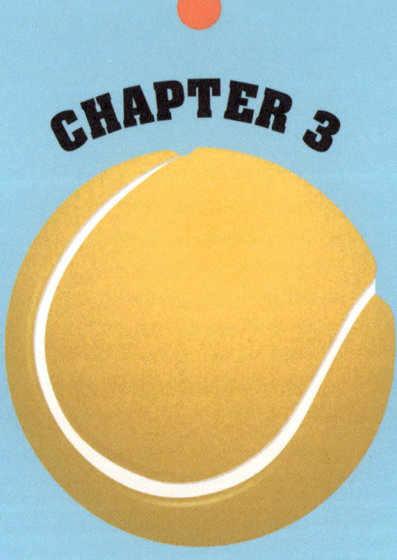

겉근육을 풀어주는
폼롤러 셀프 마사지

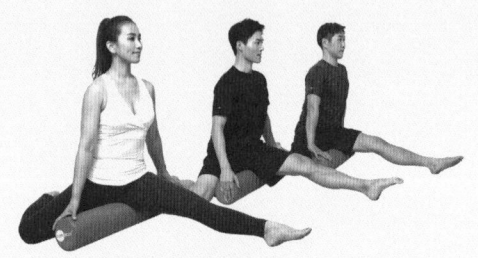

폼롤러를 이용한 부위별 마사지는
손쉽게 전신의 긴장감을 해소시켜 자세교정와 만성피로 관리에 좋다.
관절의 가동 범위를 늘려 움직임을 좋게 하고
오십견과 근육경화, 근막협착증 개선에 도움을 주며
운동 전후 근육 피로회복과 부상 예방에 도움을 준다.

| 부위별 겉근육 셀프 마사지 프로그램 |

- 1. 누워서 경직된 목덜미 풀기
- 2. 누워서 좌우로 굴리며 상체 긴장 풀기
- 3. 누워서 어깨 회전하기
- 4. 폼롤러를 등에 대고 굴리며 굽은 등 펴주기
- 5. 날갯죽지 끝을 대고 누워 경직된 등 풀기
- 6. 기대어 허리 뭉침 풀어주기
- 7. 엉덩이를 대고 누워 엉치뼈 풀어주기
- 8. 엉덩이를 대고 누워 측면 엉덩이 풀어주기
- 9. 엉덩이를 대고 누워 골반 앞면 풀어주기
- 10. 종아리를 올려 뭉친 근육 풀어주기
- 11. 앉아서 허벅지 뒤쪽 늘려주기
- 12. 앉아서 한쪽 엉덩이 풀어주기
- 13. 엎드려 허벅지를 폼롤러에 대고 굴려주기
- 14. 허벅지 측면 풀어주기
- 15. 엎드려 허벅지 안쪽 풀어주기
- 16. 무릎 굽혀 앉아 정강이 풀어주기
- 17. 비스듬히 앉아 발목 풀어주기
- 18. 엎드려 한 팔 뻗고 가슴 롤링하기
- 19. 팔뚝과 어깨 라인 풀어주기
- 20. 폼롤러에 손목을 굴리며 풀어주기

FOAM-ROLLER RELEASE

1 누워서 경직된 목덜미 풀기

ZONE
후두골 라인(후두하근) 이완하기

뒤통수밑근육(후두하근)은 뒷머리를 받쳐주는 근육이다. 머리와 목뼈 사이에서 긴장이 반복되면 이 부위가 딱딱하게 뭉치는데, 꾹꾹 누르면 목덜미와 머리가 개운해진다. 후두골은 경추신경이 시작되는 곳으로, 머리카락이 나기 시작하는 지점이다. 고개를 늘 숙이고 있어 목이 뻐근한 직장인과 학생들의 머리를 한결 가볍게 만들어 준다. 뻣뻣한 목 주변의 근육이 이완되면서 목덜미의 묵직한 통증이 녹는다.

CHECK
목덜미가 과도하게 휘지 않도록 머리카락과 목의 경계선인 머리뼈 아래쪽을 폼롤러에 대고 누워야 한다.

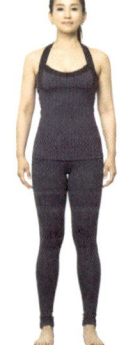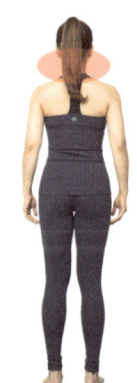

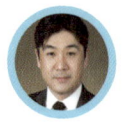

김성민 교수's TIP

우리 몸의 가장 위쪽에 있는 머리는 무게가 보통 4~5kg 정도로 목뼈가 견디기에 상당히 무겁다. 만성피로가 늘 쌓여 있는 곳이라 틈날 때마다 조금만 눌러줘도 개운해진다.

1. **준비 자세** 폼롤러 위에 머리부터 꼬리뼈까지 닿도록 등을 대고 천천히 눕는다. 머리 뒤쪽 후두골 라인을 폼롤러의 모서리에 대고 중심을 잡는다(폼롤러 모서리가 머릿속으로 들어가는 느낌). 폼롤러 양옆으로 양팔을 편안하게 두고 양손은 바닥을 위로 한다. 발은 엉덩이보다 조금 넓게 벌려 고정시킨다.

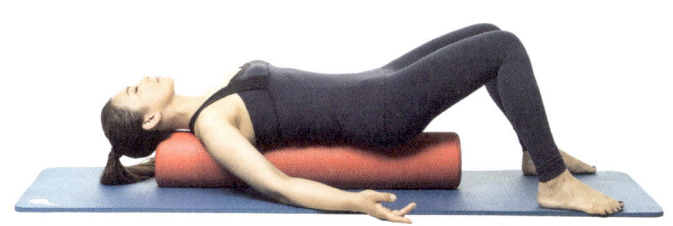

2. 지그시 눈을 감고 긴장을 풀면서 후두골 라인에 집중하며 심호흡한다(코로 들이마시고 배 넣으면서 입으로 내쉰다). 목덜미가 시원해질 때까지 30초~1분 이상 유지한다. 천천히 고개를 좌우로 돌려주며 뭉침이 있는 부위를 만나면 그대로 유지하면서 피로를 푼다.

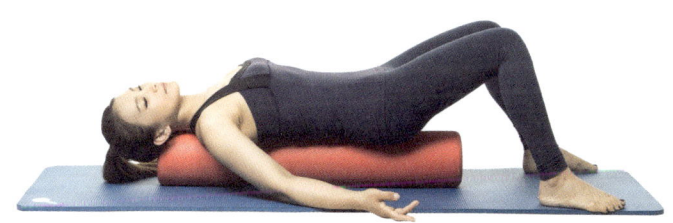

FOAM-ROLLER RELEASE
2 누워서 좌우로 굴리며 상체 긴장 풀기

ZONE
가슴 근육(대흉근, 소흉근) 이완하기

가슴이 답답하거나 호흡이 힘들 때 폼롤러에 누워 있는 것만으로도 긴장이 해소된다. 앞으로 말린 듯 경직된 어깨와 굽은 등, 가슴 주변의 짧아진 근육을 원래 길이로 회복시켜 바른 상체를 만든다.

CHECK
가만히 누워 있는 자세에서 심호흡에 집중해야 한다. 내쉬는 호흡마다 뻣뻣한 가슴 근육이 조금씩 릴랙스 되는 경험을 할 것이다.

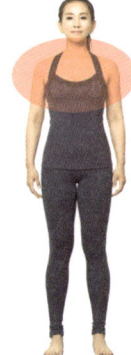 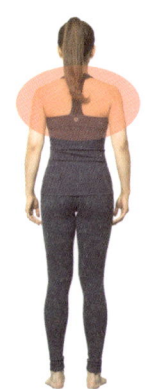

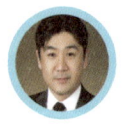

김성민 교수's TIP

폼롤러 위에 누웠을 때는 허리가 뜨지 않도록 배꼽을 안쪽으로 끌어당겨 지그시 허리를 붙여준다. 훨씬 안정적으로 마사지 효과를 누릴 수 있다.

● 등 전체 긴장 풀기

1. **준비 자세** 폼롤러 위에 머리부터 꼬리뼈까지 닿도록 등을 대고 천천히 눕는다. 폼롤러 양옆으로 양팔을 편안하게 두고 손바닥은 천장을 향한다. 발을 엉덩이보다 조금 넓게 벌려 고정시킨다.
2. 등으로 폼롤러를 좌우로 굴리며 천천히 등 전체를 마사지하듯 움직인다. 30초~1분 정도 충분히 반복한다.

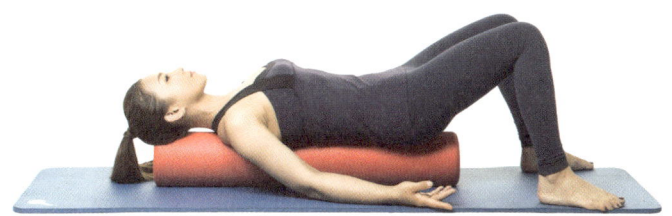

● 한쪽 가슴 긴장 풀기

1. 한쪽 팔은 옆으로 길게 뻗어 중심을 잡고(손등 위), 나머지 한 팔은 손바닥을 위로 한 채 팔꿈치를 굽혀 가슴 옆에 두고 가슴 근육을 늘려준다.
2. 30초 유지한 후 반대쪽도 반복한다.

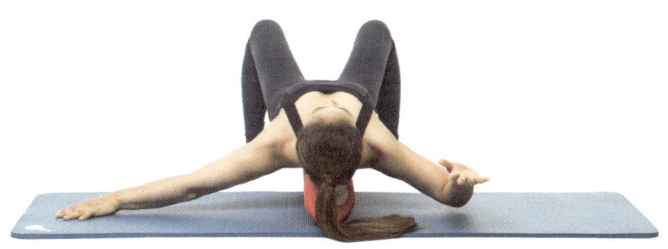

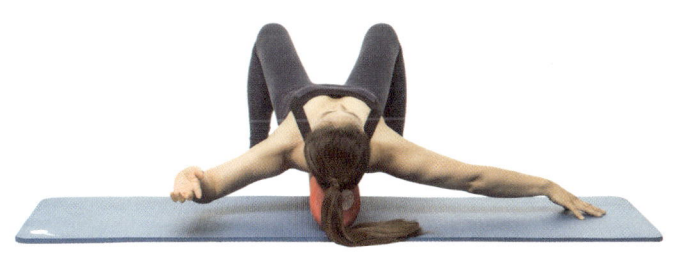

● 양쪽 가슴 긴장 풀기

1. 팔꿈치와 손등이 일직선이 되도록 양쪽 팔꿈치를 굽혀 손바닥을 위로 한 채 유지한다.
2. 숨을 내쉴 때마다 가슴 근육이 이완되면 팔꿈치와 손등이 점점 바닥을 향해 내려간다. 30초~1분 정도 충분히 반복한다.

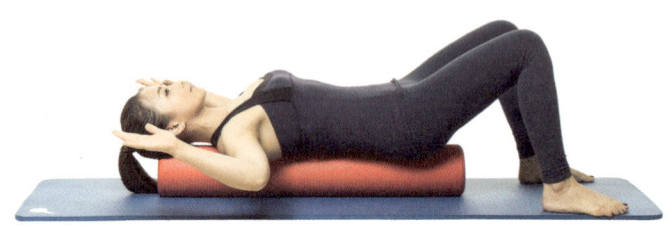

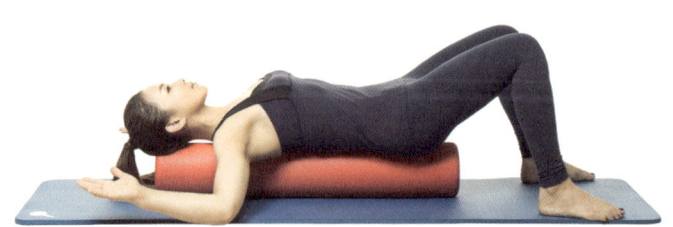

등 위쪽 긴장 풀기

1. 스스로 포옹하듯 양손으로 등 뒤 어깨뼈를 감싸 잡고, 폼롤러를 좌우로 굴린다. 등 뒤 날갯죽지 안쪽을 천천히 마사지한다. 30초~1분 정도 충분히 반복한다.

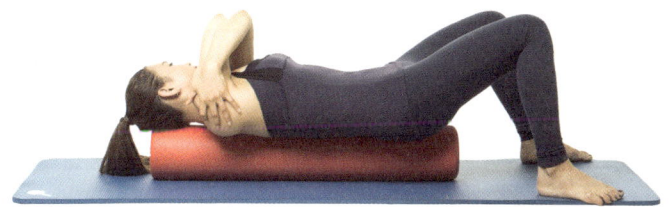

FOAM-ROLLER RELEASE
3 폼롤러에 누워서 어깨 회전하기

ZONE
어깨 관절(어깨안정근, 견갑골대) 유연하게 하기

팔 들기가 힘들 정도로 어깨 움직임이 무겁고 불편한 경우 마사지를 해주면, 어깨 관절에 기름칠을 한 것처럼 어깨 움직임이 한결 유연하고 부드러워진다. 어깨 주변의 가슴과 등 근육이 스트레칭된다.

CHECK
팔을 회전시키는 동안, 목과 어깨가 긴장하거나 가슴이 위로 솟을 정도로 허리가 들리지 않도록 주의한다.

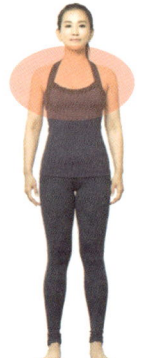 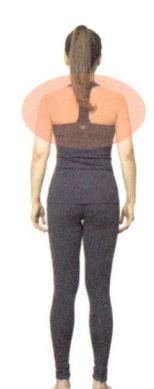

김성민 교수's TIP
팔과 몸통을 연결시키는 어깨 관절의 기능을 회복시키려면 이중턱이 되지 않게 목과 어깨가 편한 자세로 천천히 움직이며 집중해야 한다.

1. **준비 자세** 폼롤러 위에 머리부터 꼬리뼈까지 닿도록 등을 대고 천천히 눕는다. 폼롤러 양옆으로 양팔을 편안하게 두고 손바닥은 천장을 향한다. 발은 엉덩이보다 조금 넓게 벌려 고정시킨다.
2. 숨을 들이마시며 양팔을 천장을 향해 뻗고 그대로 머리 위 귀 옆까지 보낸다.
3. 숨을 내쉬며 양팔을 길게 뻗고 큰 원을 그리듯 양옆으로 벌려 처음 자세로 돌아온다.
4. 어깨 관절에 집중하며 10회 정도 충분히 반복한다.

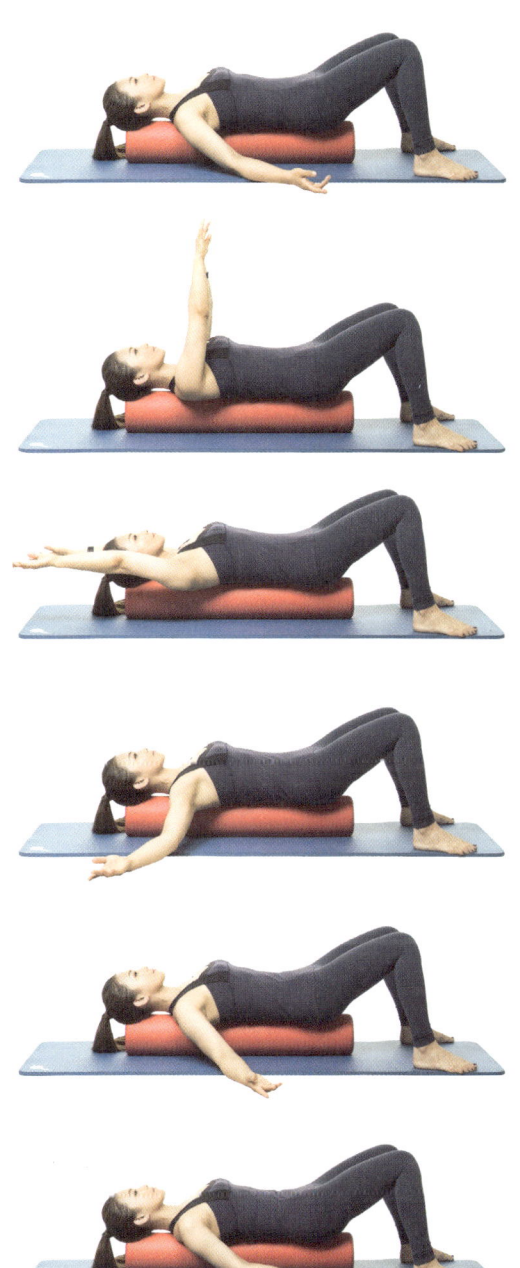

● 응용 ━━━━━ 손바닥 스트레칭하며 어깨 회전하기

1. 양손을 깍지 끼고 앞으로 뻗는다. 손바닥을 천장을 향해 펼치며 스트레칭한다.
2. 양팔을 머리 위로 길게 뻗으며 귀 옆으로 보내고 옆구리와 겨드랑이를 스트레칭한다.
3. 다시 양팔로 큰 원을 그리듯 어깨 관절을 회전시켜 처음 자세로 돌아온다.
4. 어깨 주변 근육이 풀릴 때까지 10회 정도 충분히 반복한다.

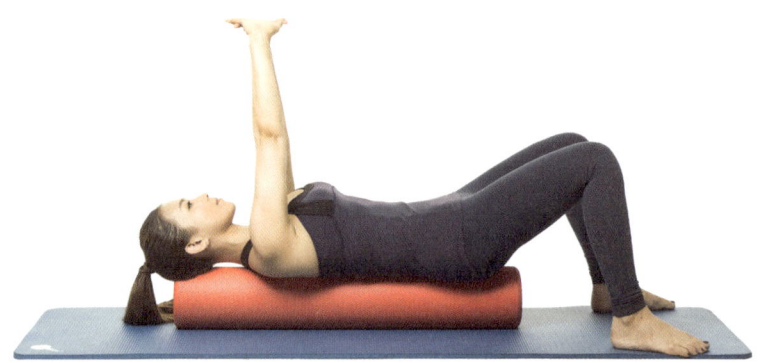

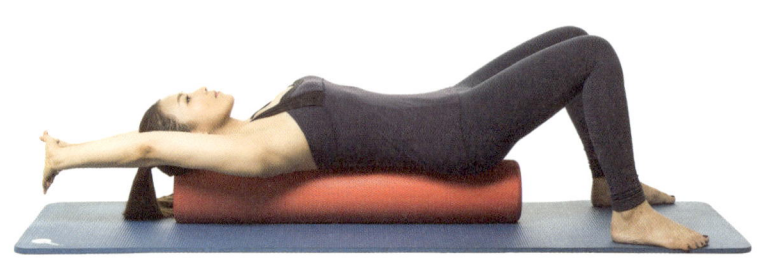

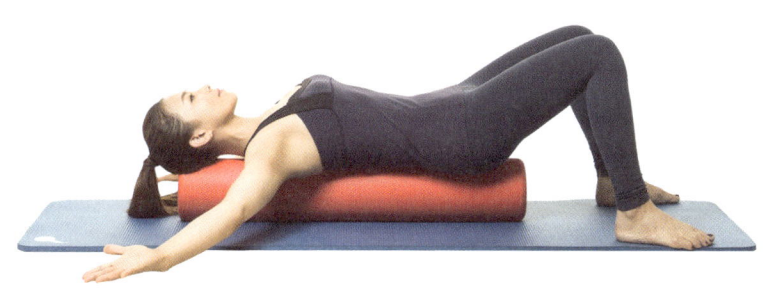

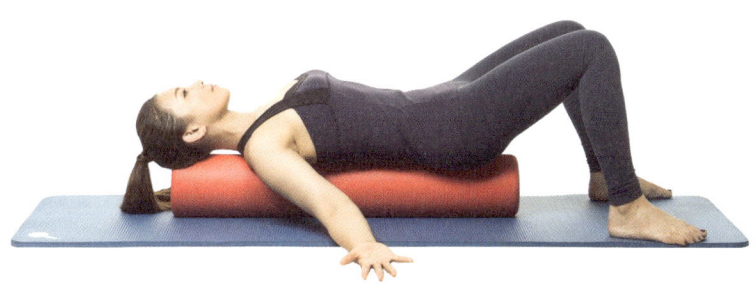

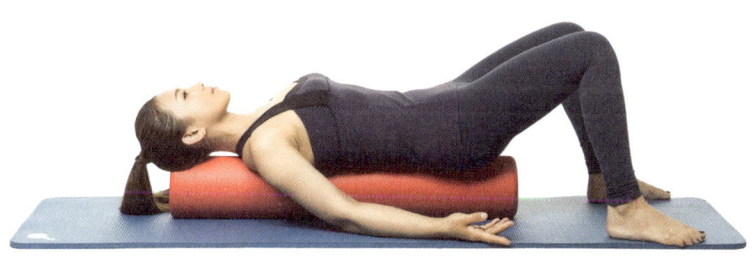

FOAM-ROLLER RELEASE
4 폼롤러를 등에 대고 굴리며 굽은 등 펴주기

ZONE
등 중앙과 등 상부(광배근, 능형근) 이완하기

늘 뭉쳐 있는 등 상부와 굳어 있는 등 중앙의 긴장을 이완시키면 구부정한 등이 펴지고 흉추의 유연성이 향상된다. 컴퓨터와 운전에 소요하는 시간이 많은 경우, 틈틈이 피로 푸는 마사지법으로 활용하면 좋다. 숨통이 트이는 느낌이 들면서 굽은 등과 움츠러든 가슴이 쫙 펴질 것이다.

CHECK
시원함을 더 느끼려고 빠르게 움직이지 않도록 한다. 편안하게 느린 호흡으로 진행해야 경직된 등 근육이 스트레칭된다.

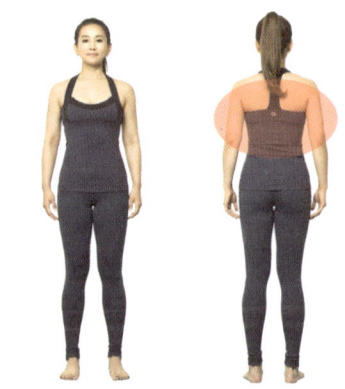

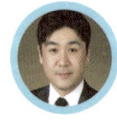 김성민 교수's TIP

등 상부의 어깨 라인을 따라 오른쪽에서 왼쪽으로, 또는 왼쪽에서 오른쪽으로 체중을 실어 굴려주며 통증이 느껴지는 부위에 좀더 시간을 할애한다.

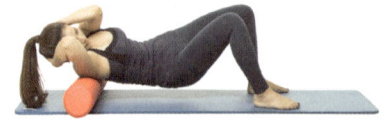

등 상부 긴장 풀기

1. **준비 자세** 폼롤러를 견갑골(날갯죽지)에 대고 눕는다. 양손으로 머리를 받쳐주고 발을 엉덩이보다 조금 넓게 벌려 고정시킨다.
2. 엉덩이를 살짝 들고 등 위쪽 중앙이 마사지되도록 폼롤러에 체중을 실어 상하로 굴려준다. 등이 바나나처럼 C커브가 되도록 팔꿈치를 얼굴로 살짝 모아준 자세로 반복한다.
3. 견갑골(날갯죽지) 안쪽에 체중을 실어준 채 부드럽게 1분~1분 30초 반복한다.

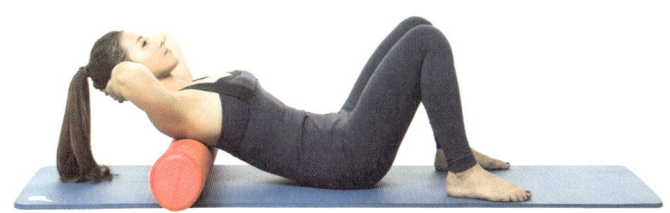

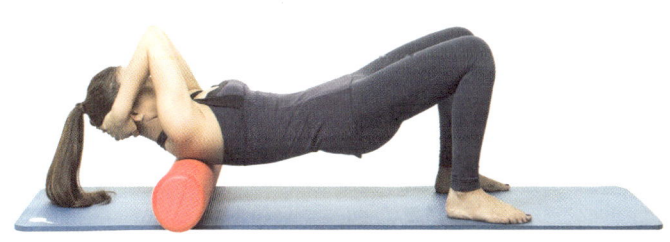

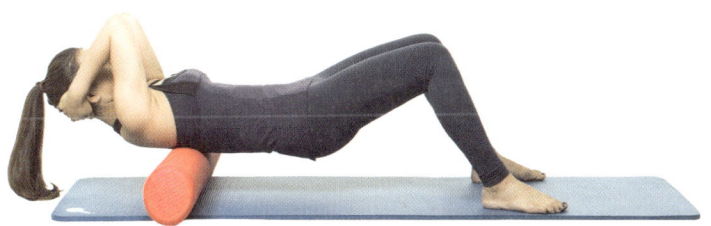

등 중앙 펴기

1. 등 중앙(브래지어 라인)에 폼롤러를 대고 모았던 양 팔꿈치를 살짝 벌려 등을 펴준다.
2. 발바닥으로 바닥을 밀어내는 움직임으로 무릎을 굽혔다 펴주며 등에 체중을 실어준다.
3. 긴장되고 굽은 등을 부드럽게 펴듯이 1분~1분 30초 천천히 폼롤러를 굴려준다.

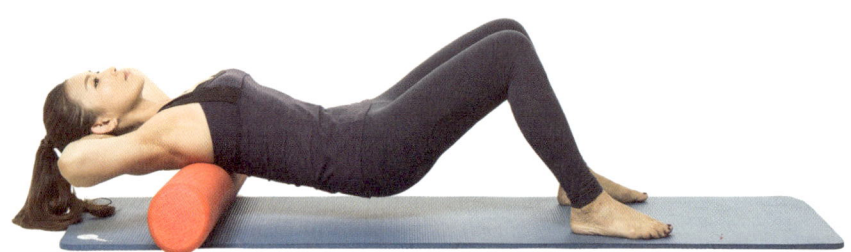

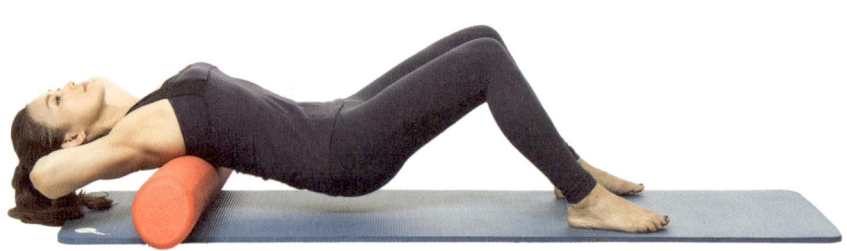

● 굽은 등과 가슴 펴기

1. 등 중앙에 폼롤러를 대고 양손으로 머리를 받친 상태에서 머리가 바닥에 닿으면 팔꿈치를 옆으로 열어주며 가슴을 활짝 펼친다.
2. 천천히 엉덩이를 바닥에 붙이고 등이 아치 모양이 되면 심호흡에 집중한다. 가슴 사이의 흉골 라인과 몸속 횡격막을 스트레칭하는 자세인데, 이때 엉덩이가 꼭 바닥에 닿지 않아도 되며 할 수 있는 만큼 가슴을 펼치고 긴장을 푼다.

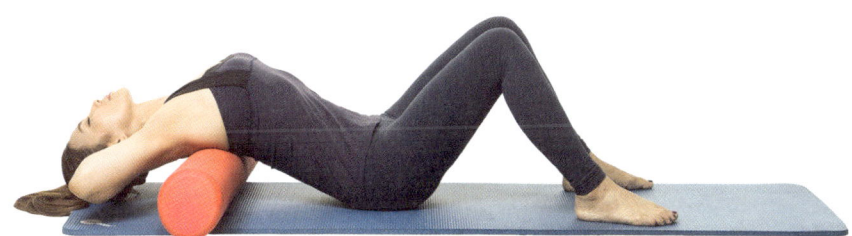

FOAM-ROLLER RELEASE

5 날갯죽지 끝을 대고 누워 경직된 등 풀기

ZONE
겨드랑이 뒤쪽(광배근, 견갑골 하부) 측면 등 이완하기

팔을 많이 움직이는 수영과 같은 스포츠를 하기 전에 해주면 운동 기능 향상에 좋다. 갑작스러운 당기기나 던지기로 인해 등이 뭉치거나 피로감이 많이 쌓일 때에도 도움이 되는 이완법이다.

CHECK
갈비뼈를 직접 누르는 자세는 부상이 생길 수 있다. 겨드랑이에서 약간 뒤쪽의 등 부위(옆쪽)를 롤링해야 한다.

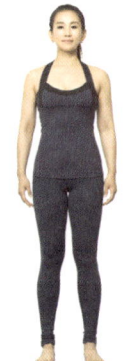
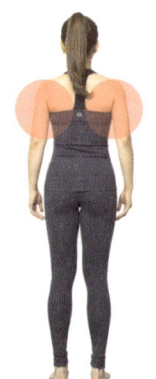

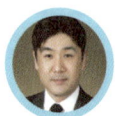

김성민 교수's TIP

겨드랑이에 폼롤러를 끼고 있으면 안 된다. 겨드랑이에 끼고 옆으로 누웠을 때보다 살짝 더 뒤쪽으로 누워주면 된다. 이곳은 닿기만 해도 통증을 느낄 수 있을 만큼 피로가 많이 쌓인 곳이다. 처음 하는 경우에는 가만히 체중만 실어줘도 충분히 이완된다.

1. **준비 자세** 폼롤러를 겨드랑이(오른쪽 먼저)보다 뒤쪽 날갯죽지가 끝나는 부분 바로 옆에 두고 옆으로 눕는다. 오른 팔과 오른 다리는 위아래로 길게 뻗고, 왼쪽 다리는 무릎을 굽혀 발바닥으로 균형을 잡는다. 팔과 연결된 등근육(광배근) 부착점 주변이 풀리도록 겨드랑이 뒤쪽에 체중을 싣고 비스듬한 자세를 유지한다.
2. 세워진 발바닥에 힘을 주어 밀어내면 몸이 롤러를 굴리듯 위로 향한다. 폼롤러는 그대로 둔 채로 몸을 움직이는데, 힙을 들어올린 자세로 폼롤러를 위아래로 굴려주는 식이다.
3. 반대쪽도 같은 방법으로 30초~1분 동안 실시한다.

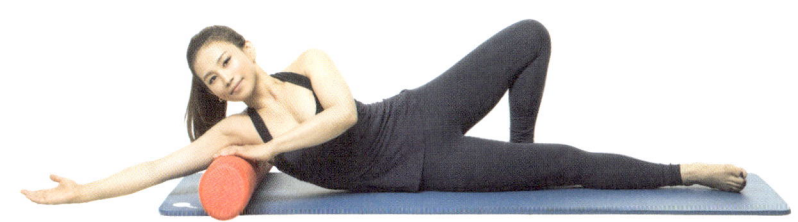

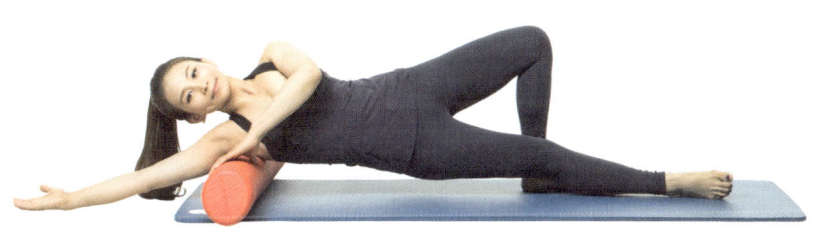

FOAM-ROLLER RELEASE
6 폼롤러에 기대어 허리 뭉침 풀어주기

ZONE
등허리(요방형근) 이완하기

순간적으로 자세를 이동하면서 잘 다치는 부위다. 엉덩이가 큰 여성들이 옆으로 누워 있을 때 잘 뭉치는 부위이기도 하다. 무거운 것을 들어올리거나 다리를 꼬고 앉아 있는 자세로 인해 뻐근한 요통이 있을 때 허리를 편안하게 해주는 셀프 이완법이다.

CHECK
체중을 싣는 곳이 옆구리가 아니라 뒤쪽 등허리 부위다.

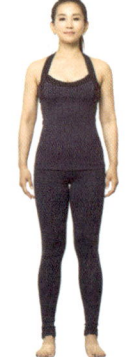
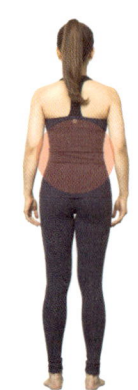

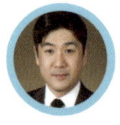

── 김성민 교수's TIP

한쪽에 체중을 실어주는 빠른 움직임을 반복하는 운동선수의 경우 늘 요통을 호소하는 사례가 적지 않다. 즉시 뭉침을 풀어주면 만성통증을 예방할 수 있다.

1. **준비 자세** 폼롤러를 허리춤에 대고 팔꿈치는 바닥에 대고 뒤로 기댄 자세로 앉는다. 골반 너비로 발바닥을 고정시킨 후 팔꿈치를 댄 쪽으로 상체를 비스듬하게 기울인다.
2. 엉덩이를 들어 요추(갈비뼈와 골반 사이) 바깥쪽 라인을 따라 한쪽 등허리에 체중을 실어준다. 장골(엉덩뼈) 능선 사이를 따라 마사지하듯 30초~1분 천천히 롤링한다. 반대쪽도 같은 방법으로 30초~1분 동안 실시한다.

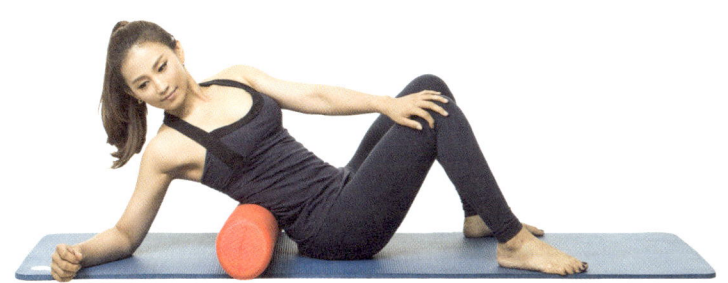

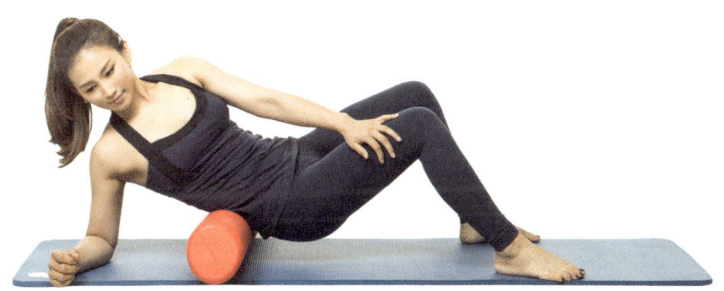

FOAM-ROLLER RELEASE
7 엉덩이를 대고 누워 엉치뼈 풀어주기

ZONE
엉덩이 관절 돌리며 흉요근막 이완하기

허리의 피로감을 풀기 위해 가장 효과적인 스트레칭법이다. 운동 전후 허리의 회전력을 향상시키고, 하루종일 눌려 있는 허리 디스크의 압박감에서 해방되고 엉덩이와 허리 주변의 묵직한 통증을 해소한다.

CHECK

폼롤러의 위치를 허리띠가 지나가는 허리 라인에 두면 허리를 더 휘게 하여 역효과가 생긴다. 허리와 꼬리뼈 사이 천골(척추 아래 끝부분에 있는 엉치뼈) 부위에 위치시킨다.

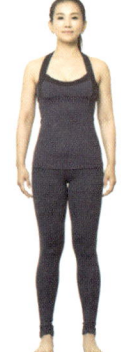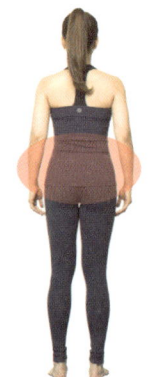

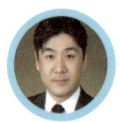 김성민 교수's TIP

허리 환자들의 불편감과 불균형을 해소시켜 주고 골프처럼 한쪽으로 빠르게 회전하는 운동 후에 척추의 피로를 풀어주는 데 효과적인 스트레칭이다.

I. 준비 자세 1 등을 대고 누워 무릎을 세운다. 폼롤러는 무릎 아래쪽에 둔다.

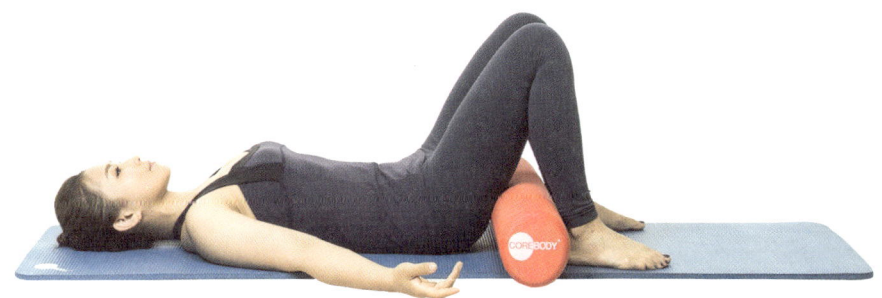

2. **준비 자세 2** 엉덩이를 들어올리고 폼롤러를 당겨서 천골 부위(엉치뼈)에 놓는다.
3. **준비 자세 3** 양손으로 폼롤러를 고정시키고 무릎을 붙여 가슴 쪽으로 당겨 모아준다. 이때 배꼽을 집어넣듯 등허리를 아래로 처지게 만든다.

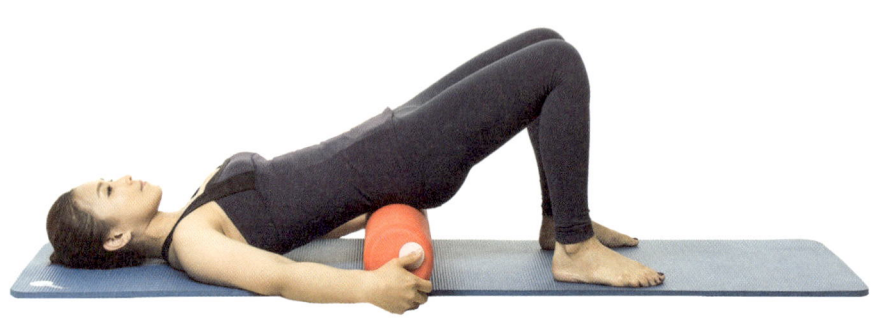

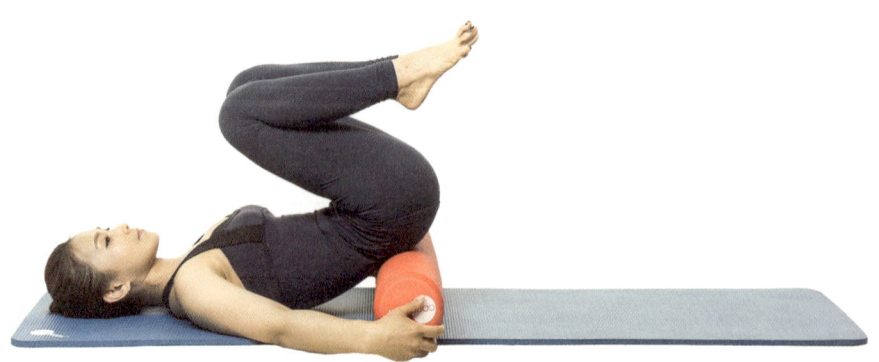

4. 숨을 내쉬며 무릎을 오른쪽으로 회전시키고 시선은 반대로 돌려준다. 허리가 충분히 회전되도록 옆구리를 길게 늘려준다.
5. 다시 반대 방향으로도 비틀어준다. 왕복 5~10회 정도 반복하면서 허리 주변과 엉덩이 주변을 부드럽게 한다.

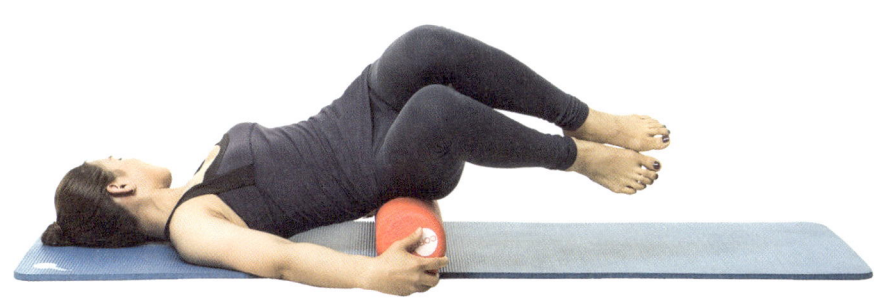

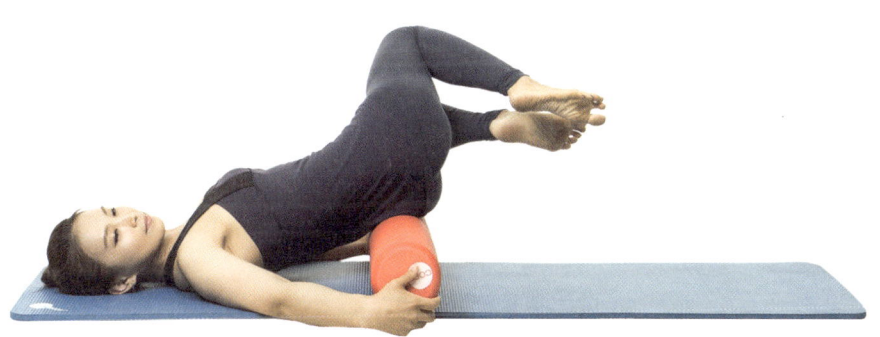

FOAM-ROLLER RELEASE
8 엉덩이를 대고 누워 측면 엉덩이 풀어주기

ZONE
측면 엉덩이(중둔근) 이완하기

엉덩이 측면의 위쪽에 위치한 중둔근은 한 발로 버티게 하고 우리가 잘 걸을 수 있게 버팀이 되는 하체근육이다. 오래 걷거나 달릴 때 나타나는 엉덩이 관절(고관절)의 통증은 중둔근을 풀어야 해소할 수 있다. 자주 반복해 주면 보폭도 넓어지고 걸음걸이가 가벼워지며 무릎 통증까지 예방된다.

CHECK

다리의 무게 때문에 허리가 휘청거리지 않도록 허리가 아닌 엉덩이 측면에 체중을 실어 천천히 부드럽게 풀어준다.

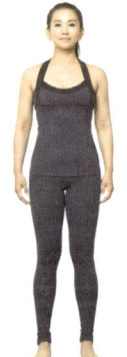
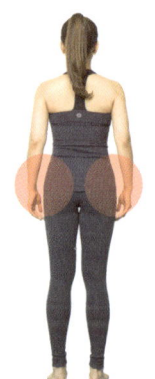

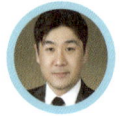

김성민 교수's TIP

특히 계단 오르내리기를 하면서 갑작스럽게 무릎이 불편하거나 중심 잡기가 힘들다고 느껴질 때, 중둔근을 풀어주면 편안해지는 것을 경험할 수 있다.

1. **준비 자세** 등을 대고 누워 엉덩이를 들어올려 폼롤러를 천골 부위(엉치뼈)에 놓는다. 양손으로 폼롤러를 고정시키고 무릎을 붙여 모아 가슴 쪽으로 당겨준다. 이때 배꼽을 집어넣듯 등허리를 아래로 처지게 만든다.
2. 양 무릎을 우측으로 돌려 내리며 엉덩이 측면에 체중이 실리게 한다.
3. 엉덩이 측면으로 체중을 실어준 자세에서 무릎으로 작은 원을 그리듯 천천히 돌려준다. 엉덩이 안쪽의 묵직한 통증이 느껴지면 그 부위를 좌우로 움직이며 30초~1분 유지한다. 폼롤러를 뚫고 들어가는 듯한 느낌이 들면 OK! 반대쪽도 같은 방법으로 실시한다.

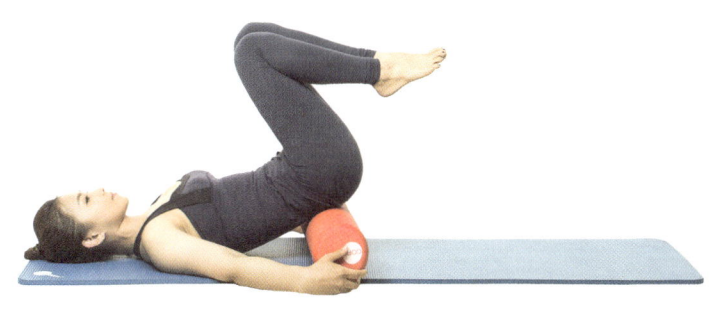

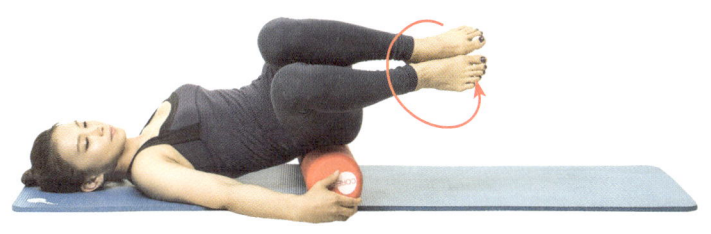

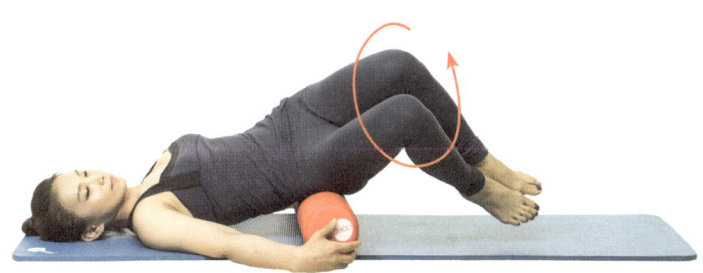

FOAM-ROLLER RELEASE
9 엉덩이를 대고 누워 골반 앞면 풀어주기

ZONE
서혜부(장요근) 마사지

서혜부는 가랑이 부근을 말한다. 장요근은 요추와 엉덩이 관절을 지나 허벅지뼈 사이에 붙어 있는, 척추와 하지를 연결하는 근육을 말하는데, 장요근을 이완하면 구부정한 허리를 펴주고 요추에 전해지는 과도한 스트레스를 감소시켜 요통이 완화된다. 근육의 긴장이 해소되면서 생리통도 개선되고 안쪽 장기로의 혈액 순환도 원활해진다.

CHECK
양손으로 끌어안고 있는 무릎이 손에서 멀어지지 않도록 유지해야 반대쪽 장요근을 충분히 이완시킬 수 있다.

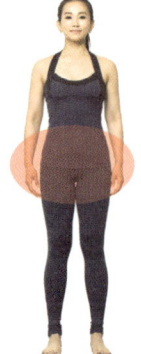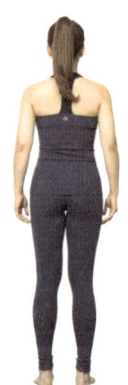

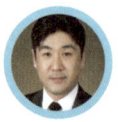 **김성민 교수's TIP**

서혜부는 상체와 하체를 연결시키는 부위이며, 평소 가장 민감하고 긴장되어 있는 근육이기 때문에 잠자기 전에 풀어주면 불면증 해소에도 도움이 된다.

1. **준비 자세** 등을 대고 누워 엉덩이를 들어올려 폼롤러를 천골 부위(엉치뼈)에 놓는다. 양손으로 폼롤러를 고정시키고 무릎을 붙여 모아 가슴 쪽으로 당겨준다. 이때 배꼽을 집어넣듯 등허리를 아래로 처지게 만든다.

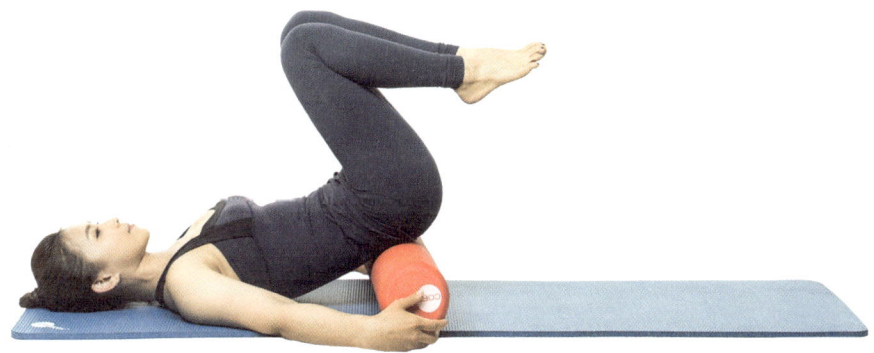

2. 한쪽 무릎은 가슴 방향으로 끌어안고(어깨와 목에 긴장을 푼다), 반대쪽 다리를 위쪽으로 뻗는다.

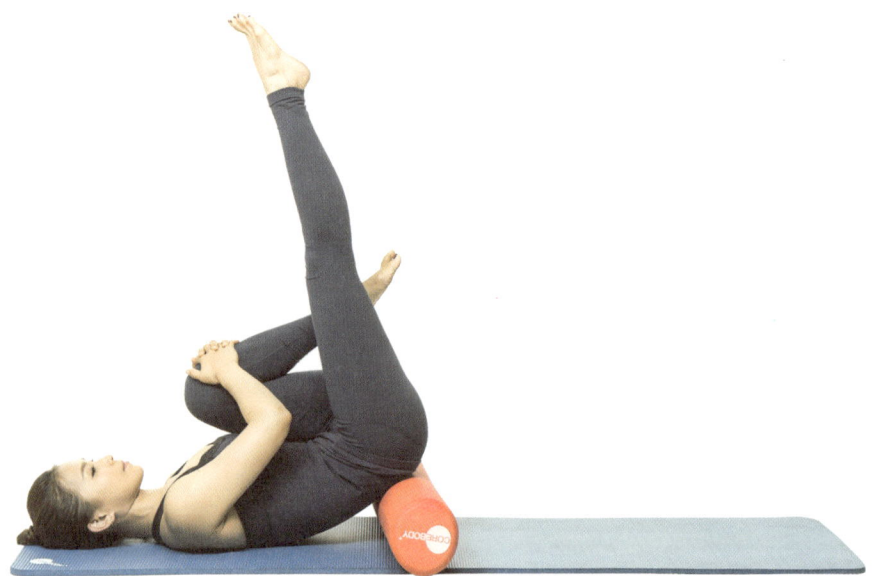

3. 숨을 내쉬면서 위로 뻗은 다리를 아래쪽으로 길게 뻗고 배꼽은 아래쪽으로 끌어당긴다. 복식호흡으로 숨을 들이마셨다가, 내쉬는 호흡에 배꼽을 안으로 당기며 복부를 조여준다. 이때 배꼽부터 서혜부까지 연결된 안쪽 근육(장요근)이 시원하게 이완되는 느낌이면 된다. 1분~1분30초 정도 호흡과 함께 반복하고 반대쪽도 같은 방법으로 실시한다.

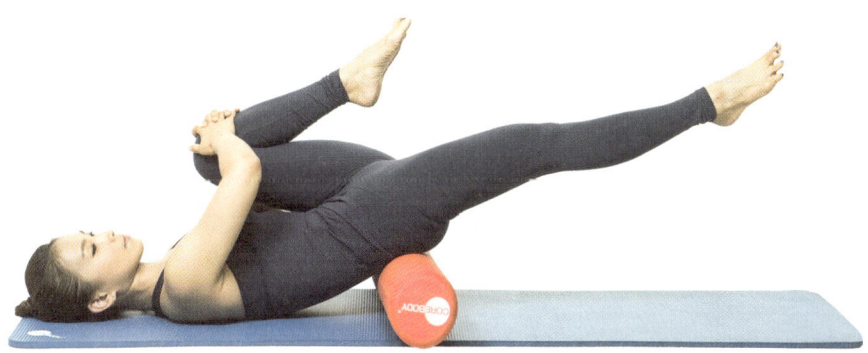

FOAM-ROLLER RELEASE
10 종아리를 올려 뭉친 근육 풀어주기

ZONE
종아리 근육(비복근, 가자미근, 비골근) 마사지

우리 몸의 제일 아래에서 체중을 떠받치고 있는 종아리 근육은 늘 뭉쳐 있다. 특히 하이힐을 신고 생활하는 여성들에게는 뭉친 종아리의 통증 해소를 위한 필수 마사지다. 제2의 심장인 종아리를 자주 풀어주어야 하반신을 순환시켜 종아리 뭉침과 부종을 해소하고, 날씬한 종아리 라인과 발목의 유연성까지 향상된다.

CHECK
종아리 알 배김을 풀어내려고 빠르게 굴리면 오히려 역효과를 가져온다. 천천히 근육의 힘을 뺀 상태에서 편안하고 부드럽게 롤링해 준다.

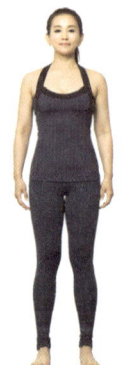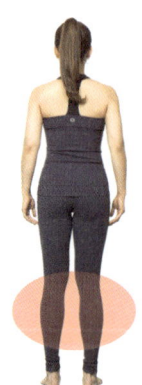

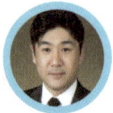

김성민 교수's TIP

종아리 스트레칭을 간과하는 남성들은 특히 갑작스런 점프에 아킬레스건이 끊어지거나 종아리 근육이 파열되는 부상을 초래할 수 있다. 터질 것 같은 종아리 뭉침이 있다면 자주 풀어줘야 한다.

● **양쪽 종아리 동시에 풀기**

1. **준비 자세** 폼롤러 위에 종아리를 걸치듯 다리를 놓고 편안히 눕는다.
2. 양쪽 다리의 힘을 빼고 좌우로 흔들거나 무릎을 굽혔다 밀어주듯 움직인다. 종아리를 5등분으로 나눠 발목부터 무릎 뒤 오금까지 다섯 군데를 마사지하듯 굴려준다.

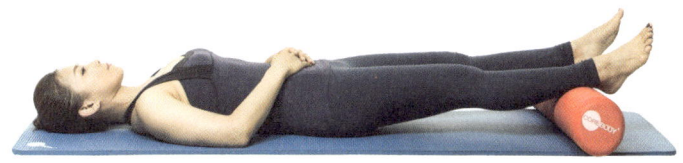

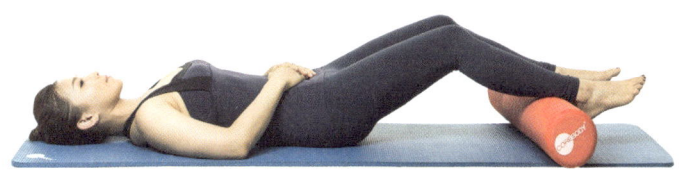

● **다른 쪽 다리로 압박하며 종아리 한쪽씩 풀기**

1. 한쪽 다리를 들어 다른 쪽 송아리를 위에 얹는다.
2. 다리를 겹쳐 체중을 실어 굴려준다. 이렇게 하면 경직된 곳을 좀 더 압박하며 이완할 수 있다. 반대쪽도 마찬가지로 풀어준다.

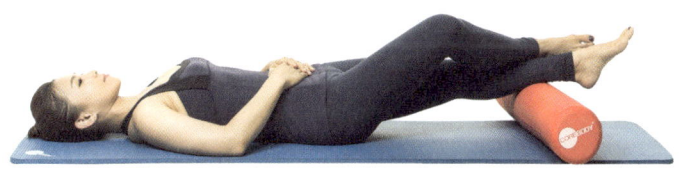

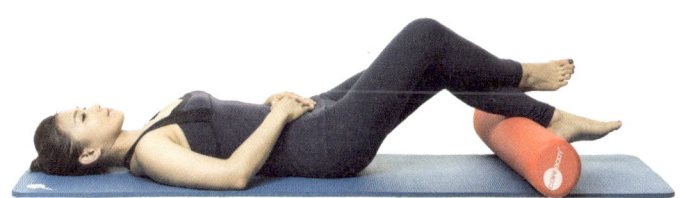

● 종아리 측면 풀기

1. 무릎을 바깥쪽으로 벌려 개구리 자세를 취한다.
2. 폼롤러를 굴려 복숭아뼈에서 정강이 측면으로 연결된 라인을 풀어준다. 종아리 뒤쪽이 뭉쳐 팔자 모양으로 걷게 되면 측면 종아리의 피로가 많이 쌓인다. 피로가 많이 쌓여 있는 종아리 측면을 마사지해 준다.

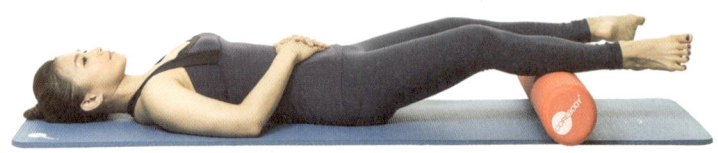

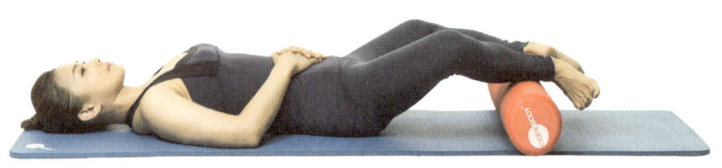

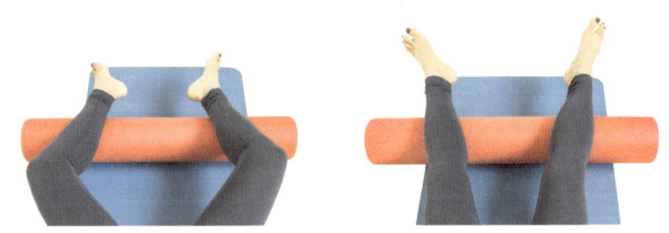

● 앉아서 종아리 풀기

1. 앉은 자세에서 두 다리를 동시에 올려 진행할 때는 엉덩이를 들어서 좀 더 강하게 할 수 있다.
2. 앉은 자세에서도 앞에 나온 종아리 마사지를 진행할 수 있다. 30초~1분씩 3가지 마사지를 순서대로 진행한다.

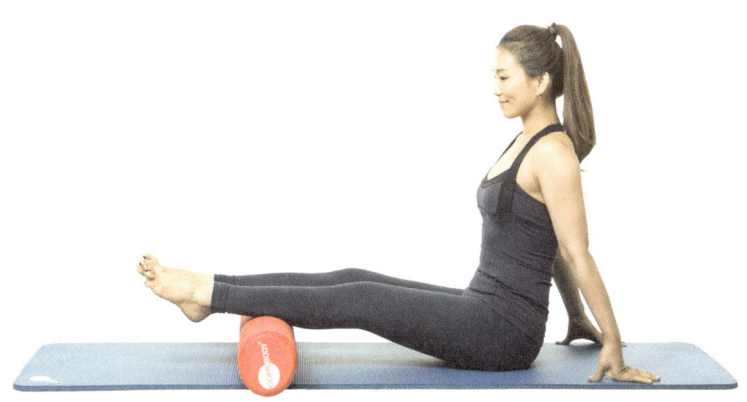

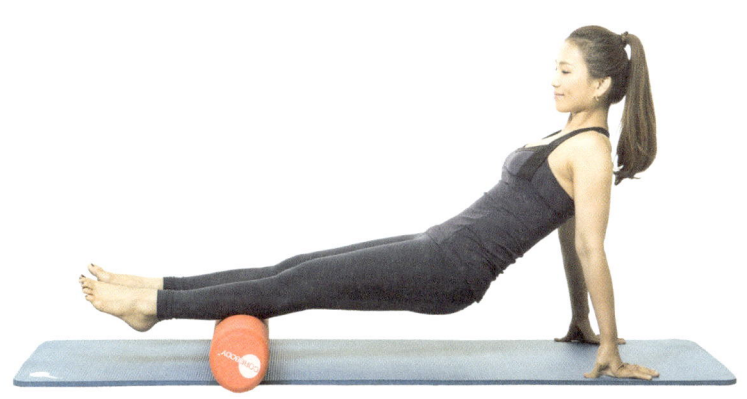

FOAM-ROLLER RELEASE
11 앉아서 허벅지 뒤쪽 늘려주기

ZONE
뒤쪽 허벅지(햄스트링) 이완하기

햄스트링은 엉덩이와 종아리를 연결하는 뒤쪽 허벅지 근육으로 늘 의자에 눌려 있어 점점 유연성을 잃어가면서 허리통증의 원인이 되기도 한다.
햄스트링 마사지는 허벅지 뒤쪽의 불쾌한 뻣뻣함을 풀어낼 수 있는 유일한 근막이완법이며, 자주 뭉치고 쥐가 나는 허벅지 뒤쪽을 순환시켜 허리 통증을 완화시킨다. 미용적으로는 척추의 S라인을 회복하고 부종을 없애주며, 힙업과 긴 다리 각선미에 도움이 된다.

CHECK
폼롤러에 앉아 한쪽 다리를 뻗었을 때 양손을 바닥에 대고 가슴을 펴 준비한다. 허벅지가 뻣뻣해서 동작이 힘든 경우에는 양손을 허벅지에 대고 체중을 실어주면 무리가 없다.

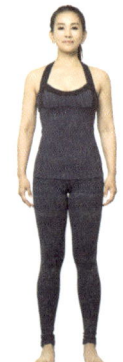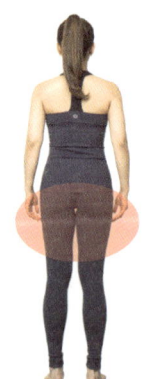

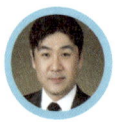 **김성민 교수's TIP**
평소 스트레칭할 때 제일 불편함을 느끼지만 지나치기 쉬운 곳이다. 특히 유연성이 부족한 남자들에게는 필수 이완법이다. 젊은 몸매를 유지하고 노화를 예방하려면 매일 반복하면 좋다.

● **다른 쪽 다리 무릎 바닥에 대고 허벅지 뒤쪽 한쪽씩 풀기**

1. **준비 자세** 폼롤러와 한쪽 다리가 직각을 이루도록 폼롤러의 한쪽 끝에 엉덩이를 대고 걸쳐 앉는다. 반대쪽 다리는 무릎을 굽혀 바닥에 대고 엉덩이와 나란히 위치시킨다. 양손은 허벅지나 폼롤러에 대고 체중을 허벅지에 실어준다.

2. 폼롤러에 걸친 쭉 뻗은 다리의 뒤꿈치를 바닥에 고정시킨다. 허벅지와 엉덩이의 경계선 부위에 체중을 실어준 자세를 유지하며 발목만 직각으로 당겼다 폈다 움직인다. 허벅지 뒤쪽 라인을 따라 천천히 폼롤러를 굴려 시원하게 풀어준다. 30초~1분 정도 반복 후 반대쪽도 같은 방법으로 실시한다.

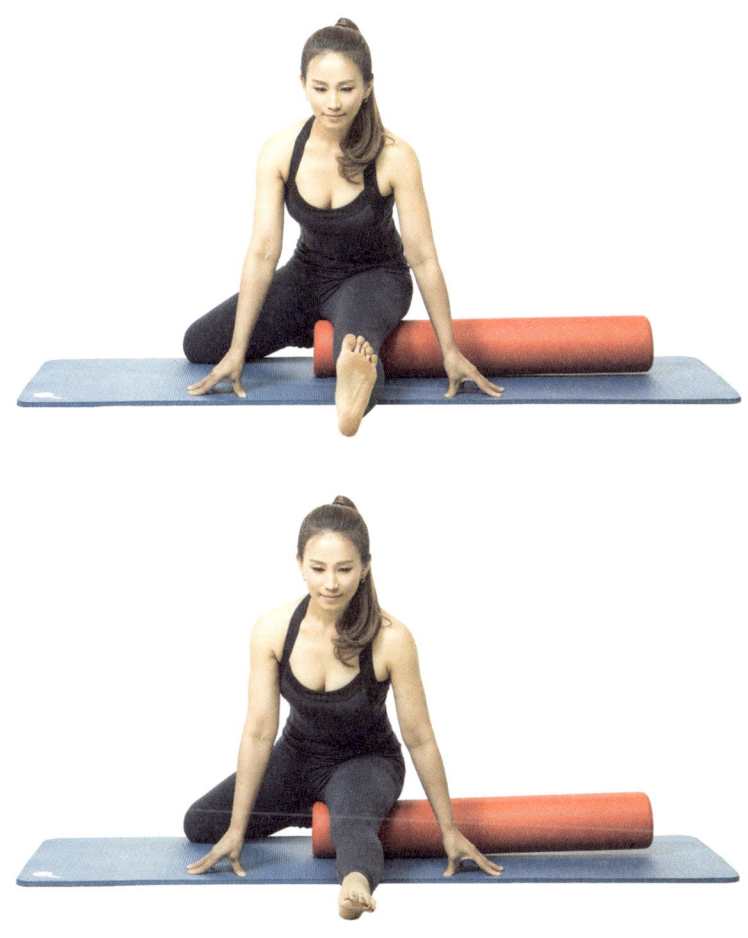

● 다른 쪽 다리 무릎 직각으로 세우고 허벅지 뒤쪽 한쪽씩 풀기

1. 허벅지 뒤쪽이 심하게 경직되어 무릎이 굽혀진 자세로 뻗기조차 힘들다면 좀 더 편한 자세로 시도할 수 있다. 반대쪽 무릎을 굽혀 세운 자세로 앉아 발목을 당겼다 폈다 반복해 준다. 이때 상체를 앞뒤로 흔들지 않도록 한다. 발목만 움직여도 충분히 풀린다.

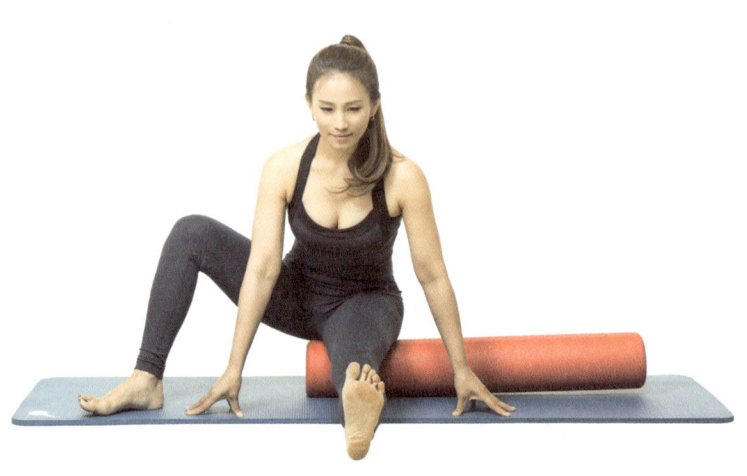

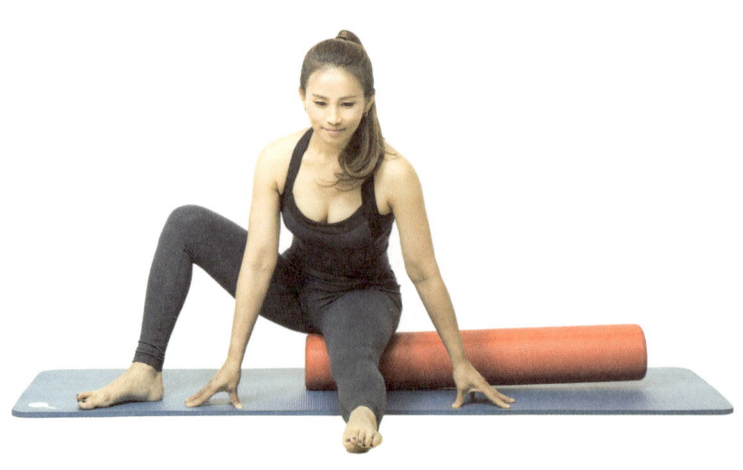

● 허벅지 뒤쪽 동시에 풀기

1. 폼롤러에 엉덩이를 걸치고 앉아 두 다리를 앞으로 길게 뻗는다.
2. 엉덩이와 허벅지의 경계선에 체중을 실어 준 자세에서 발목을 직각으로 당겼다 폈다 움직인다. 30초~1분 정도 허벅지 뒤쪽의 팽팽함을 풀어준다.

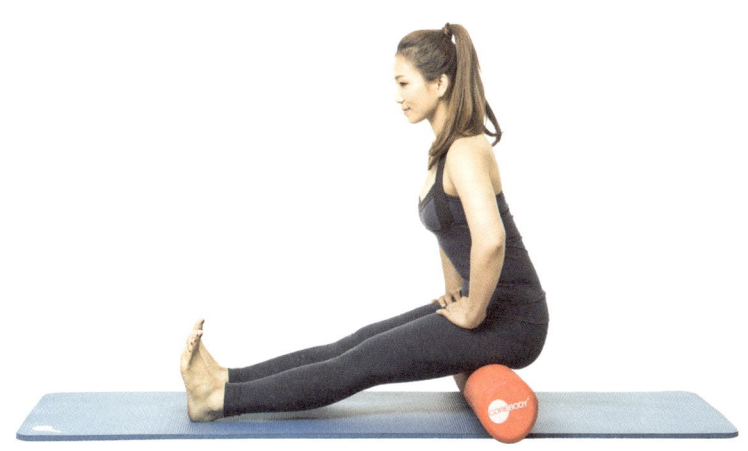

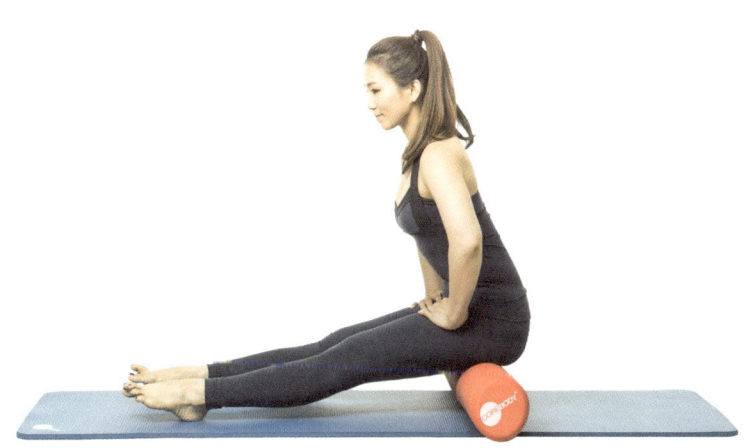

FOAM-ROLLER RELEASE
12 앉아서 한쪽 엉덩이 풀어주기

ZONE
엉덩이(이상근) 이완하기

엉덩이 모양을 관장하는 대둔근(큰볼기근)이 겉근육에 해당한다면, 엉덩이 관절을 회전시키는 움직임을 관장하는 이상근(꼬리뼈와 고관절을 연결하는 깊은 근육)은 속근육에 해당한다. 엉덩이 근육이 약해지고 골반이 틀어져 생기는 허리와 엉덩이 주변의 통증이나 좌골신경통 같이 찌릿한 경험이 있을 때 엉덩이 회전근을 이완시키는 간단한 마사지법이다.

CHECK

엉덩이 관절과 꼬리뼈 사이의 엉덩이 중앙이 폼롤러와 접촉되도록 자세를 유지한다.

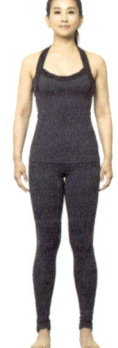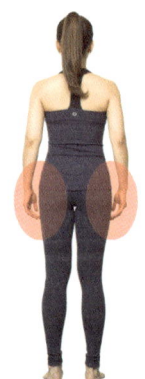

김성민 교수's TIP

근육이 많아 뭉친 엉덩이에도, 장시간 의자에 앉아 있어 탄력이 없는 엉덩이에도 효과적이다. 현대인이라면 모두에게 필요한, 엉덩이 관절을 보호하는 근막이완법이다. 비대칭으로 운동을 했거나, 운동 후 스트레칭을 안 했거나, 근육을 안 써서 엉켜 있다면 셀프 마사지로 회복 효과를 볼 수 있다.

● 엉덩이 겉근육 풀기

1. **준비 자세** 폼롤러에 한쪽 엉덩이를 대고 앉아 양 무릎을 굽힌다. 상체를 뒤로 젖히며 체중을 실은 쪽 손은 바닥을 짚고 중심을 잡는다.
2. 발은 바닥에 고정시키고 한쪽 엉덩이에 비스듬히 체중을 실어 앞뒤로 천천히 폼롤러를 굴려준다 (대둔근이 충분히 풀려야 속근육까지 풀린다). 한쪽을 모두 마사지한 후에는 반대쪽도 해준다.

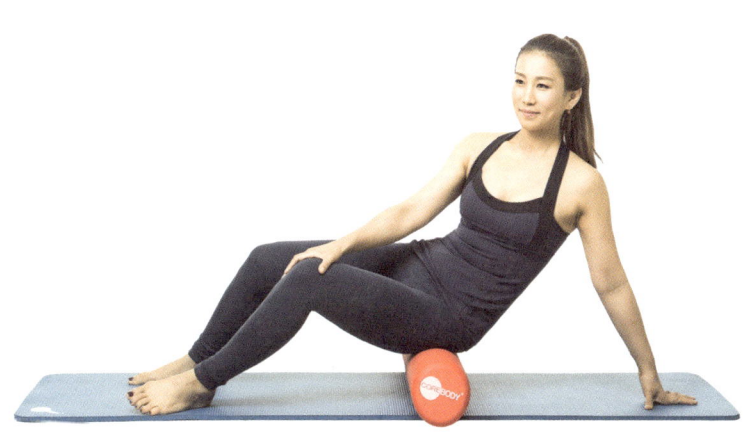

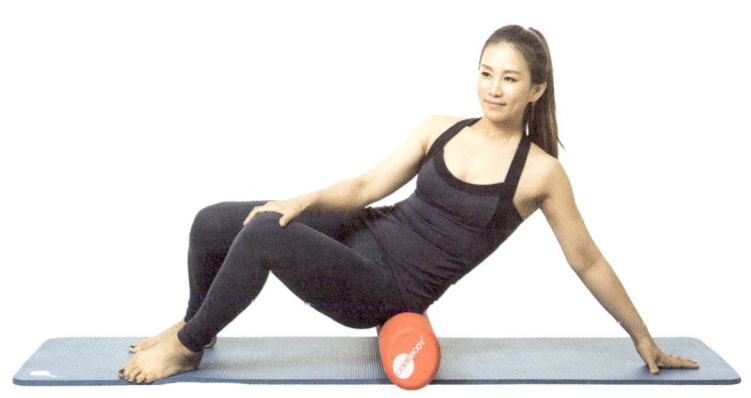

엉덩이 속근육 풀기

1. 방법 1의 준비 자세에서 체중을 실은 쪽 발목을 반대쪽 무릎 위에 걸친 후 손으로 살짝 잡아준다.

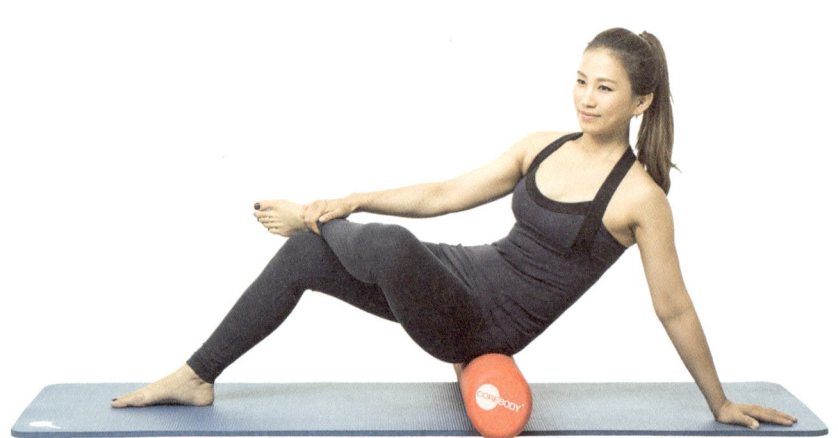

2. 엉덩이를 비스듬하게 기울여 앞뒤로 굴리고 체중이 폼롤러에 실리도록 한다. 호흡과 함께 좌우 또는 위아래로 천천히 움직이며 30초~1분 반복한다. 반대쪽도 같은 방법으로 실시한다.

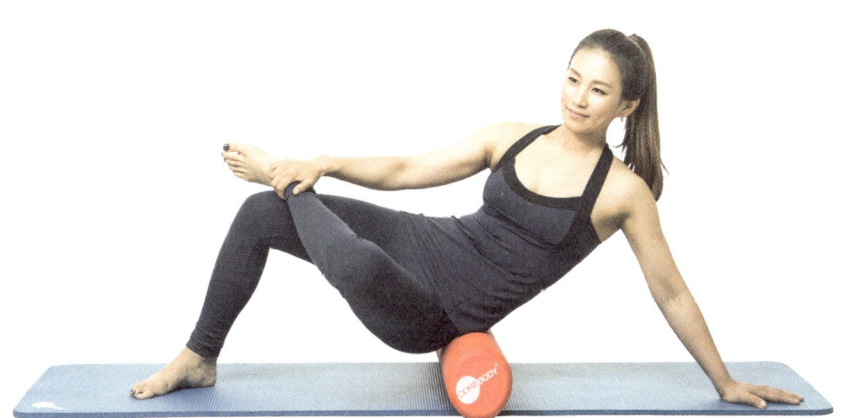

FOAM-ROLLER RELEASE
13 엎드려 허벅지를 폼롤러에 대고 굴려주기

ZONE
허벅지 앞면(대퇴직근) 이완하기

대퇴직근은 허벅지 앞쪽에 무릎까지 길게 연결된 강한 근육이다. 딱딱한 허벅지 근육이 부드러워지면 무릎이 편안해진다. 폼롤러 셀프 마사지는 실타래처럼 엉킨 근막을 빗질하듯이 빗어주는 것과 동시에 울퉁불퉁하게 뭉쳐 있는 허벅지 근육을 풀어주기 때문에 하체 순환이 잘 되어 부기가 가라앉고 라인이 예뻐진다. 스키니 진을 입었을 때 다리가 터질 것 같은 느낌이 든다면 이 동작을 권한다.

CHECK

무릎 뼈에 직접 폼롤러가 닿지 않게 하고, 허벅지 근육 부위에 대고 롤링한다. 허리가 아래로 처지지 않도록 배꼽을 끌어당기고 엉덩이도 살짝 조여준다.

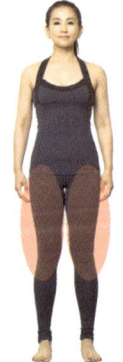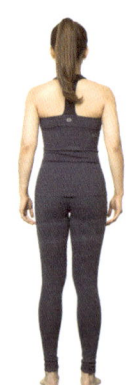

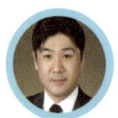

=== 김성민 교수's TIP

이 마사지는 스피드와 파워가 필요한 스포츠에서 하체 기능을 향상시켜 준다. 하체 운동 후에는 근육이 두꺼워지게 마련인데 폼롤러 셀프 마사지를 하면 근육은 두꺼워지지 않으면서 근력이 향상되는 효과가 있다.

● 허벅지 앞쪽 동시에 풀기

1. 폼롤러 위에 두 다리를 동시에 올리고 엎드려 허벅지 앞쪽을 동시에 롤링한다.
2. 바닥에 버티고 있는 양팔로 몸을 밀었다 당겨가며 허벅지 위치를 옮겨가며 굴린다.

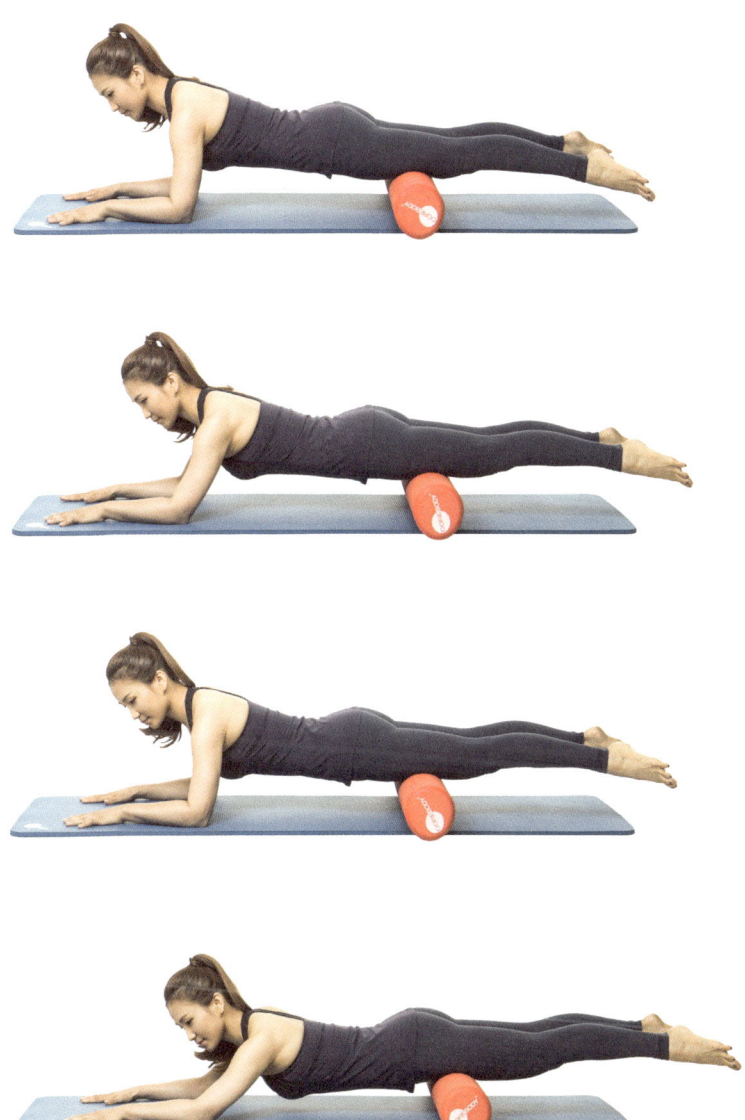

● 허벅지 앞쪽 한쪽씩 풀기

1. **준비 자세** 엎드려서 한쪽 허벅지를 폼롤러 위에 얹는다. 팔꿈치와 아래팔을 어깨 폭으로 벌려 바닥에 대고 배꼽을 당겨 조이면서 상체를 지탱한다. 반대쪽 다리는 무릎을 직각으로 굽혀 옆쪽 바닥에 편안히 둔다.
2. 바닥에 버티고 있는 양팔로 몸을 아래로 밀어주며 허벅지 아래 폼롤러를 굴린다. 상체 자세를 바르게 유지한 채 천천히 부드럽게 30초~1분 정도 반복한다.

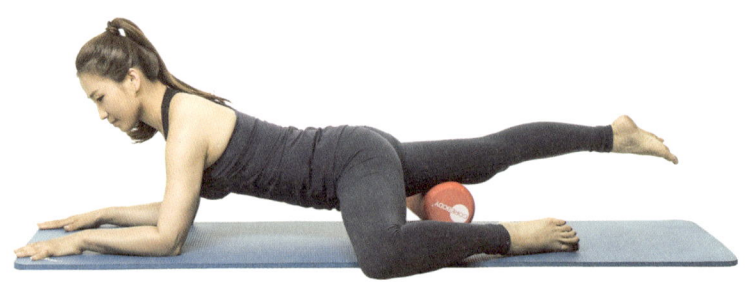

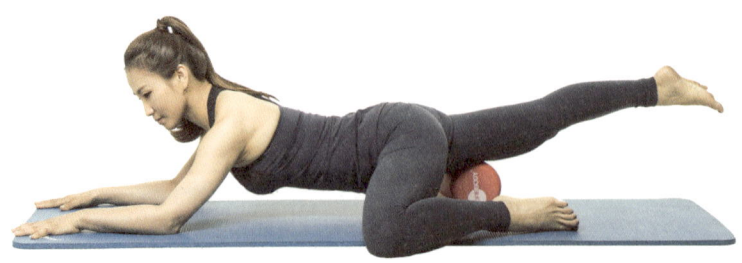

3. 허벅지를 세 부위로 나누어 무릎 주변, 허벅지 중앙, 허벅지 제일 위쪽(서혜부)을 집중적으로 롤링해 준다.

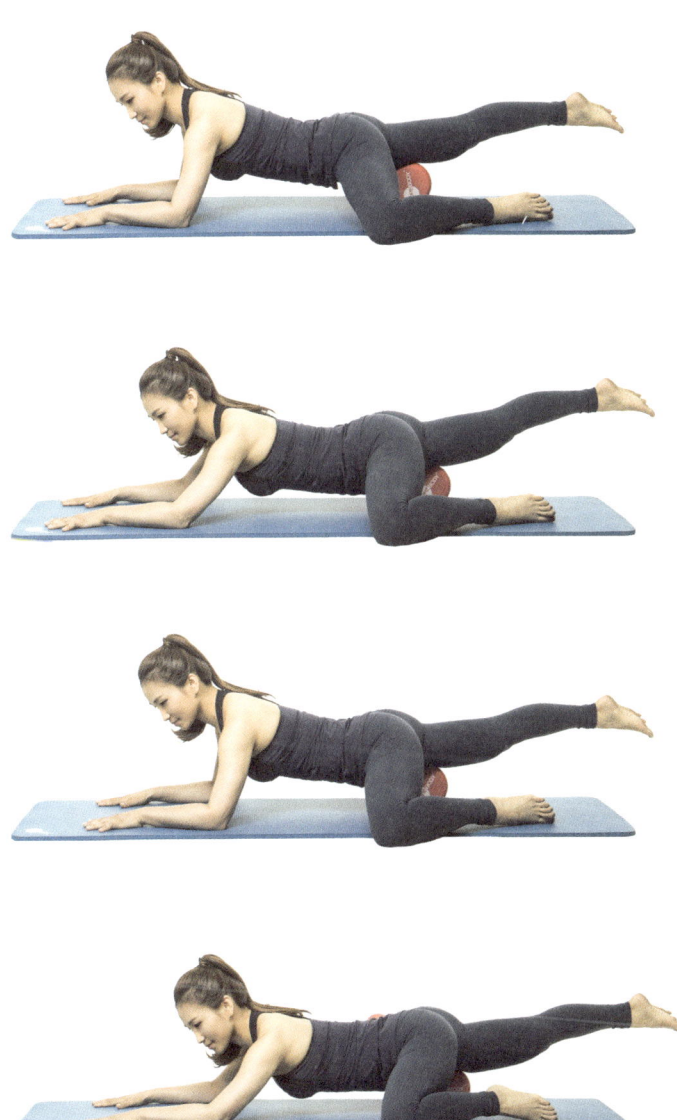

FOAM-ROLLER RELEASE
14 허벅지 측면 풀어주기

ZONE
허벅지 측면(장경인대ITBAND, 대퇴근막장근) 이완하기

엉덩이 측면에서 무릎 측면까지 길게 연결된 라인이 경직되면 무릎 외측면, 엉덩이 관절, 허리까지 통증이 생기는 원인이 된다. 엉킨 부분을 풀어주면 혈류가 좋아지면서 영양분이 공급되고 회복, 재생이 되기 때문에 무거운 컨디션이 바로 회복된다. 여자들의 고민인 허벅지 바깥쪽의 불룩하게 튀어나온 군살을 정리하여 다리의 각선미를 바로잡을 수 있다.

CHECK
아마도 가장 아픈 부위일 것이다. 처음 폼롤러가 닿는 순간 식은땀이 날 정도로 아프다고 해서 멈추면 안 된다. 움직임 없이 가만히 체중만 실어준 자세에서도 충분히 이완되므로 기름칠을 한다 생각하고 호흡에 집중하길 바란다.

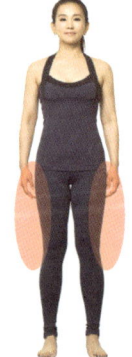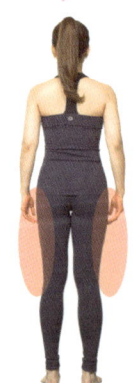

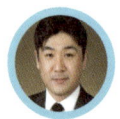 김성민 교수's TIP

허벅지 앞쪽 근육과 무릎 관절이 약할수록 상대적으로 더욱 경직되는 부위다. 롤링하는 동안 생각보다 많은 통증이 있다면 그만큼 더 경직을 풀어주어야 한다.

● **허벅지 바깥쪽 측면 풀기**

1. **준비 자세** 폼롤러 위에 엉덩이 옆 부분을 대고 눕는다. 아래쪽 다리는 길게 뻗고 위쪽 다리는 무릎을 굽혀 아래 다리 앞으로 놓고 발바닥으로 버텨 균형을 유지한다. 아래쪽 팔은 팔꿈치와 아래팔뚝을 바닥에 대고, 위쪽 팔은 앞쪽 바닥을 짚고 체중을 지탱한다.
2. 허벅지 중간 정도의 측면에 폼롤러를 위치시킨 후 지그시 힘을 빼고 멈춘다(장경인대 풀기). 숨을 들이마시고 내쉬며 폼롤러에 닿은 다리 측면을 위아래로 천천히 굴린다. 가장 경직되어 있는 무릎 부위의 측면까지 부드럽게, 충분히 시간을 두고 롤링한다. 덩어리진 부분은 10초 정도 유지한다.

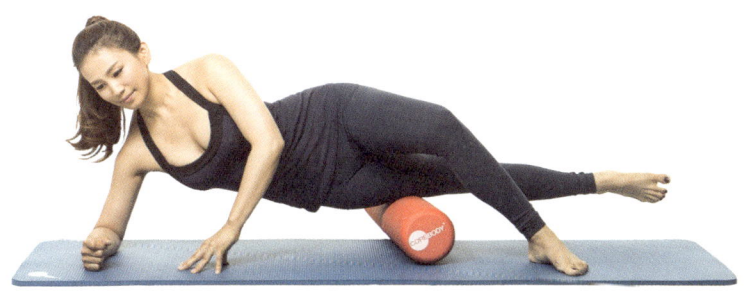

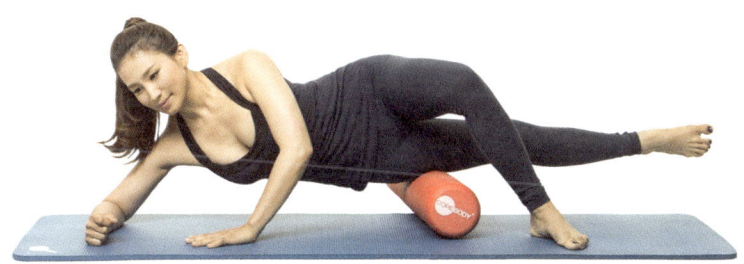

● 허벅지와 골반 경계 풀기

1. 앞 동작에 이어서 폼롤러를 골반 측면으로 옮긴다(대퇴근막장근 풀기).

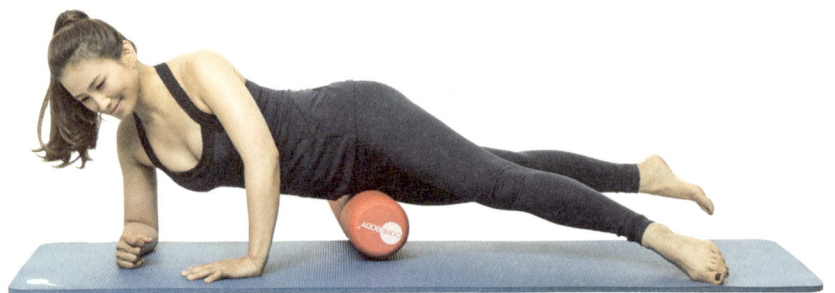

2. 체중을 앞쪽으로 살짝 기울이면서 30초~1분 정도 충분히 롤링해서 풀어준다. 반대쪽도 같은 방법으로 실시한다.

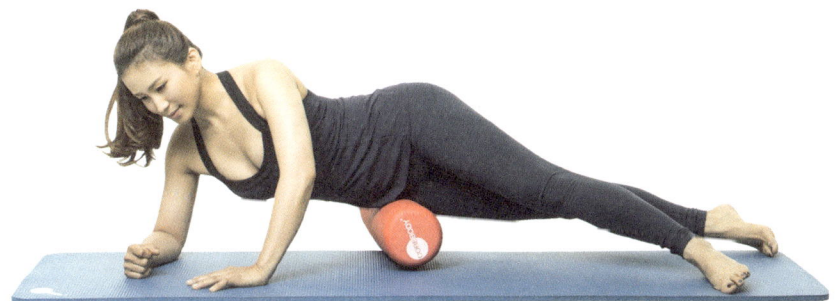

FOAM-ROLLER RELEASE
15 엎드려 허벅지 안쪽 풀어주기

ZONE
허벅지 안쪽(내전근) 이완하기

다리를 모으는 허벅지 안쪽 근육인 내전근은 혈관이 지나가는 부위라 혈액순환을 위한 스트레칭을 자주 해야 하는 근육이다.

평소 다리를 모으고 오래 앉아 있는 여성들은 이쪽을 잘 움직이지 않다 보니 허벅지 안쪽이 약하거나 근육이 경직되어 혈류가 원활하지 않다. 하체 순환을 돕고 무릎 주변의 경직을 풀어, 묵직한 하체를 유연하고 가볍게 만들어준다.

CHECK
무릎 안쪽면 통증부터 충분히 마사지한 후 허벅지 내측면 라인을 따라 천천히 롤링한다.

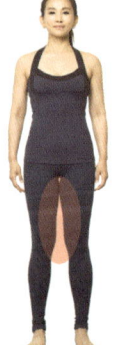
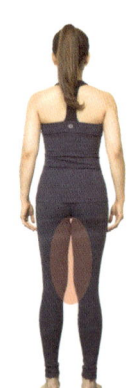

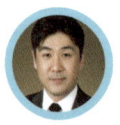

김성민 교수's TIP

장시간 운전을 하는 경우에도 허벅지 내측이 경직되는 자세가 되므로 건강한 골반과 무릎을 위해 마사지한다.

1. **준비 자세** 바닥에 편하게 엎드려 책 보는 자세처럼 팔꿈치와 손바닥을 바닥에 댄다. 이때 폼롤러는 옆에 나란히 둔다. 폼롤러 옆에 있는 쪽 무릎을 직각으로 굽혀 폼롤러 위에 걸친다.
2. 허벅지로 폼롤러를 지그시 누르고 엉덩이를 들었다 내리는 움직임으로 롤링한다. 심호흡하면서 무릎 안쪽면에서 허벅지 안쪽라인을 따라 굴려준다. 30초~1분 정도 반복한 후 반대쪽도 실시한다.

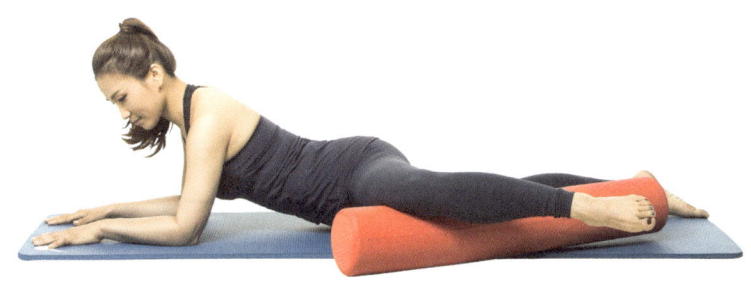

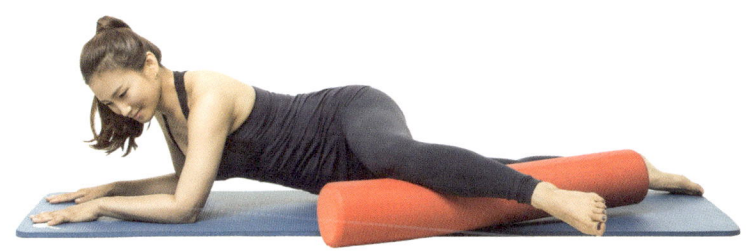

FOAM-ROLLER RELEASE
16 무릎 굽혀 앉아 정강이 풀어주기

ZONE
종아리 앞쪽(전경골근) 이완하기

러닝을 할 때 정강이 앞쪽 통증이 나타나거나 힘이 없어 발끝을 몸쪽으로 당기는 동작을 못하는 경우 모두 정강이 근육이 경직되고 약해서 나타나는 증상이다.
경직된 종아리 앞쪽 근육의 긴장을 풀어서 발목의 움직임을 부드럽게 하면 발목의 균형감이 회복되면서 잘 넘어지지 않는다.

CHECK
고개가 앞으로 쏠려 체중이 손목에 실리지 않도록 체중을 정강이 앞쪽에 실어준다.

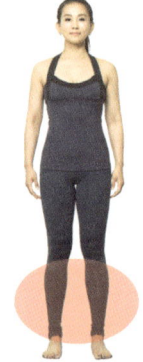 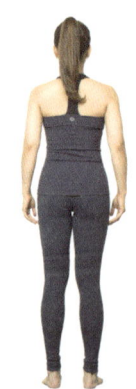

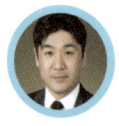

― 김성민 교수's TIP

운전을 자주 하는 사람들은 특히 오른쪽 발목을 주로 사용하는데, 좌우 불균형한 정강이와 발목 근육의 피로를 푸는 데 좋은 근막이완법이다.

1. **준비 자세** 무릎을 굽히고 엎드린 상태에서 폼롤러 위에 굽힌 한쪽 다리를 댄다. 이때 정강이(무릎 아래 앞뼈가 있는 부분)를 폼롤러에 대고 체중을 실어줘야 한다. 양손은 바닥을 짚고 중심을 잡는다.
2. 정강이뼈의 바깥쪽 라인을 따라 무릎 아래부터 발목까지 천천히 롤링한다. 심호흡하면서 부드럽게 움직이며 30초~1분 반복한다. 반대쪽도 같은 방법으로 실시한다.

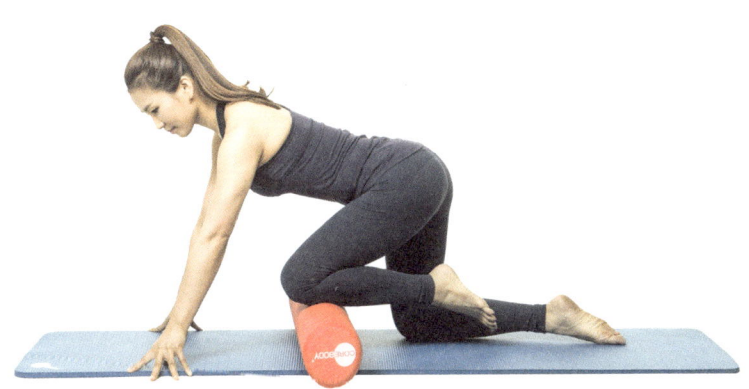

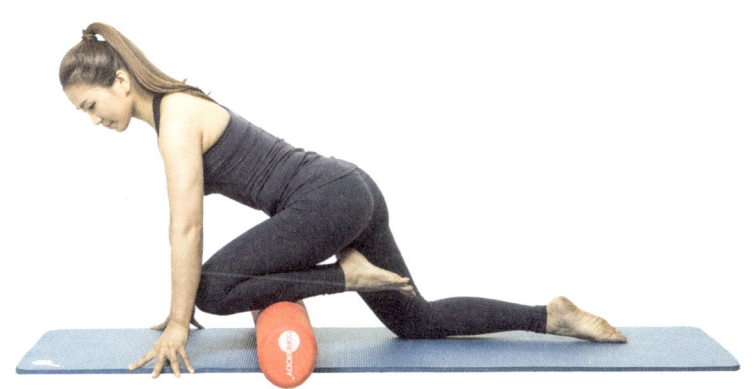

FOAM-ROLLER RELEASE
17 비스듬히 앉아 발목 풀어주기

ZONE
발목 측면(비골근) 이완하기

종아리의 바깥쪽 근육으로 발목을 안정시키는 근육이 비골근이다. 발바닥과 종아리가 뻣뻣하면 8자 모양으로 걷게 되는데 그로 인해 발목은 더욱 피로해진다. 비골근을 이완하면 엄지발가락부터 발목이 유연해져 균형감이 향상된다. 점프를 하거나 좌우로 빠르게 중심 이동을 하는 움직임이 수월해지며, 갑작스러운 운동 후의 발목 피로를 해소한다. 부기도 방지하는 효과가 있다.

CHECK
마치 짧은 치마를 입고 비스듬하게 앉는 자세처럼 앉는다. 복숭아뼈 바깥쪽 라인에 체중이 실리도록 한다.

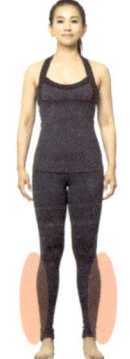
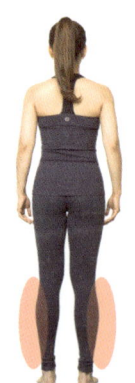

1. **준비 자세** 양쪽 무릎을 꿇고 폼롤러 위에 비스듬하게 앉는다. 폼롤러 쪽으로 닿는 부위는 복숭아뼈와 연결된 발목의 바깥쪽 라인이다. 양손은 앞쪽 바닥에 대고 중심을 잡는다.
2. 온전히 체중을 발목 부위에 실어준 자세에서 양손으로 중심을 잡고 천천히 조금씩 앞뒤로 롤링한다. 30초~1분 정도 반복한 후 반대쪽도 실시한다.

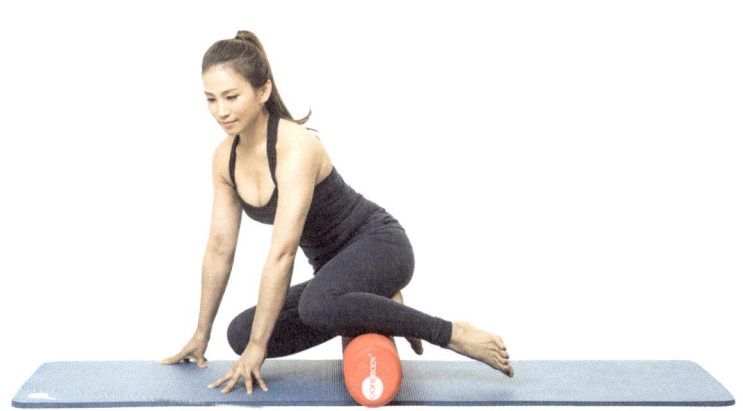

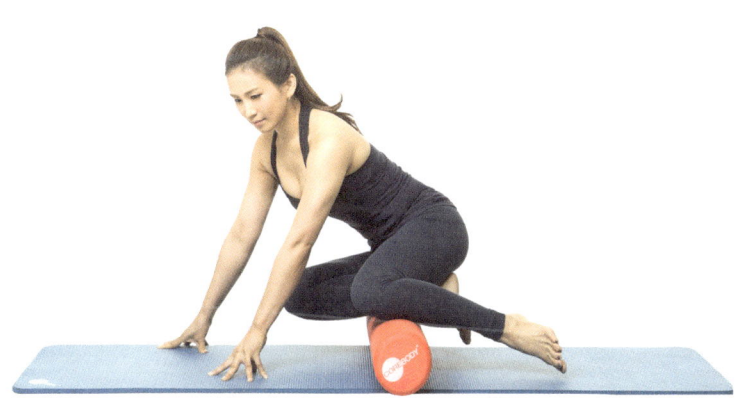

FOAM-ROLLER RELEASE
18 엎드려 한 팔 뻗고 가슴 롤링하기

ZONE
가슴 속 근육(소흉근) 이완하기

쇄골 라인부터 앞쪽 어깨근육을 따라 길게 풀어준다.
이유 모를 갑갑증과 손끝이 찌릿한 통증이 있다면 둥글게 말린 구부정한 자세가 원인이다. 경직되고 뭉친 가슴의 주변 근육을 이완시켜 앞쪽으로 쏠린 듯한 둥근 어깨를 펴주고 소흉근을 마사지해 주면 팔의 근력도 향상되고 손 저림이나 통증도 줄어든다.

CHECK

무릎을 골반 너비만큼 벌리고 상체를 숙이면 허리도 훨씬 편하고 체중도 가슴에 잘 실린다.

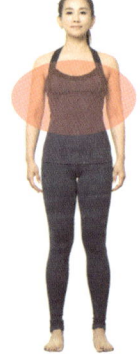 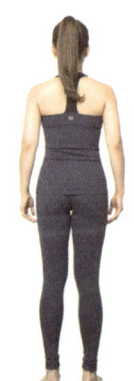

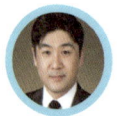

———— 김성민 교수's TIP
한쪽 가슴근육을 마사지한 후 양쪽을 비교해 보면 어깨가 바른 위치로 정렬됐음을 알 수 있다. 팔의 근력이 강해졌다는 것을 말한다.

1. **준비 자세** 고양이 자세로 엎드린다.
2. 엉덩이를 치켜올린 자세로 폼롤러 모서리에 한쪽 가슴을 기댄다. 폼롤러에 기댄 쪽 팔은 손등을 위로 하고 머리 쪽으로 사선으로 뻗는데, 이때 폼롤러와 뻗은 팔은 직각이 되도록 교차시킨다. 반대쪽 손은 바닥에 고정시키고 얼굴은 고개가 꺾이지 않도록 옆쪽으로 돌린다.
3. 체중을 폼롤러에 실어주는 자세로 가슴 근육을 펴듯이 압박하면서 롤링한다. 쇄골 아래쪽이면서 겨드랑이 앞쪽의 짧아진 가슴 근육을 호흡과 함께 천천히 풀어준다. 30초~1분 반복 후 반대쪽도 같은 방법으로 반복한다.

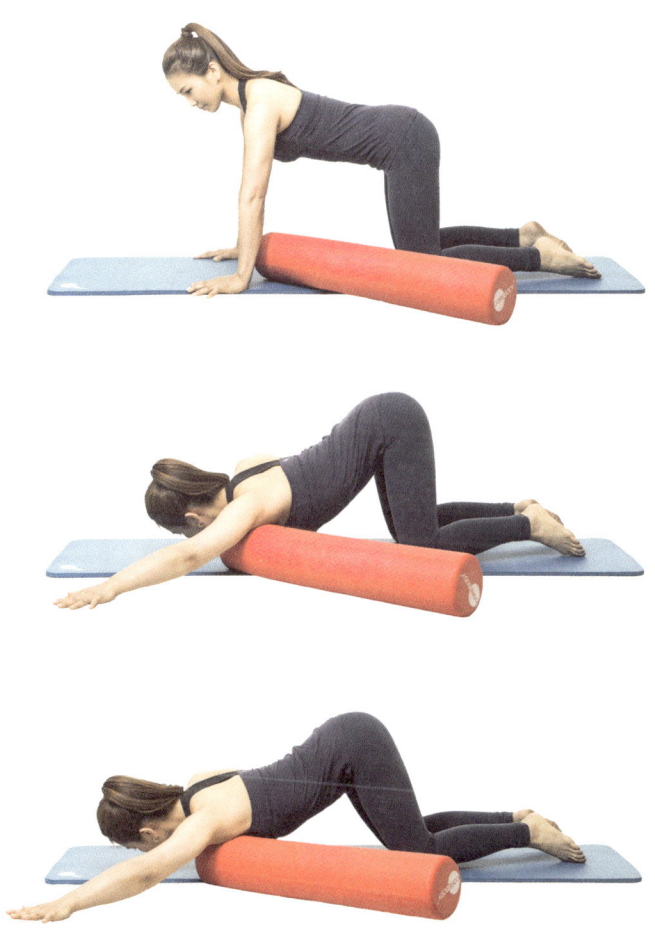

FOAM-ROLLER RELEASE
19 팔뚝과 어깨 라인 풀어주기

ZONE
위쪽 팔뚝(상완삼두근, 후면삼각근) 이완하기

어깨와 팔꿈치를 연결시키는 뒤쪽 팔뚝 근육과 뒤쪽 어깨근육 라인을 풀어준다. 팔뚝 뒤쪽 라인이 이완되고 어깨 관절과 어깨 주변 근육이 유연해진다. 팔이 한결 가볍고 골프 엘보 같은 팔꿈치의 통증이 완화된다.

CHECK
마사지하는 동안 팔뚝의 통증이 느껴질 때 목 근육이 긴장할 수 있다. 무거운 머리는 팔뚝에 기대어 편안하게 진행한다.

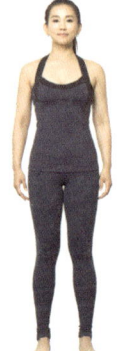
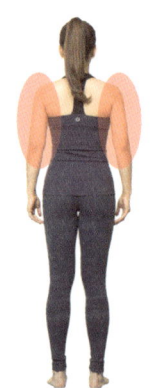

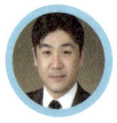

김성민 교수's TIP

여성들의 경우 노화나 팔뚝 근육의 약화로 지방이 축적되기 쉬운 부위다. 꾸준한 마사지는 탄력을 유지하는 데 도움이 된다.

1. **준비 자세** 무릎을 굽혀 엎드린 자세로 폼롤러에 한쪽 팔뚝을 올려놓고 손바닥을 위로 한다. 폼롤러와 십자 모양으로 교차되도록 팔을 길게 뻗고 반대 팔은 바닥에 힘있게 고정시킨다.
2. 엉덩이를 살짝 치켜올린 자세로 폼롤러 모서리에 팔뚝을 대고 롤링한다. 팔꿈치 부위부터 겨드랑이 부위까지 조금씩 이동하며 풀어준다. 목이 부담스럽지 않도록 머리를 팔뚝에 기대도 좋다. 천천히 위아래로 굴려주며 30초~1분 반복한 후 반대쪽도 실시한다.

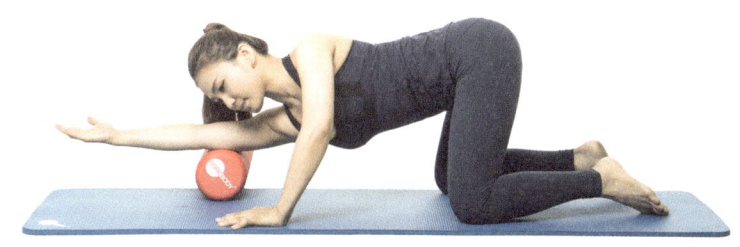

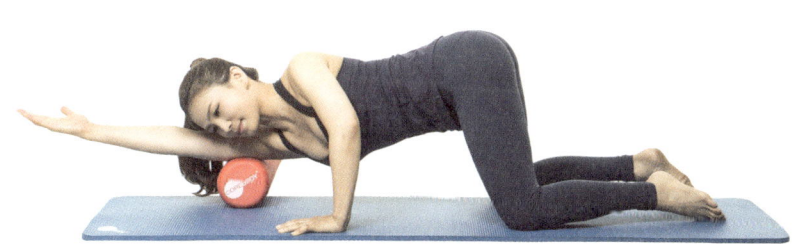

FOAM-ROLLER RELEASE
20 폼롤러에 손목을 굴리며 풀어주기

ZONE
아래 팔뚝(전완근) 이완하기

양쪽 아래 팔뚝을 비교해 보면 핸드폰과 마우스를 쥐고 있느라 피로감이 누적된 쪽의 팔뚝 근육이 훨씬 두껍고 피곤을 느낀다.
팔꿈치에서 손목까지 연결된 긴 근육 라인을 따라 마사지해 주면 갑작스러운 힘쓰기나 충격으로 인해 발생한 손목 통증과 팔꿈치 통증이 완화된다.

CHECK
양손을 동시에 움직이기 불편하면 한 팔씩 집중적으로 진행할 수 있다.

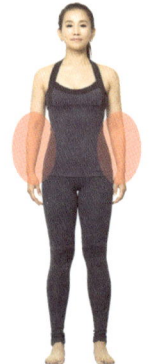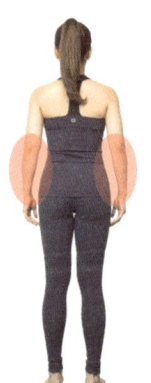

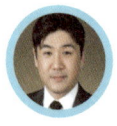

김성민 교수's TIP
한 팔로 진행할 때는 폼롤러 모서리에 한 팔을 대고 체중을 실어 굴려주면 효과적이다.

1. **준비 자세** 무릎을 굽혀 앉고 폼롤러에 양 손목을 올려 고양이 자세처럼 체중을 실어준다.
2. 손목부터 팔꿈치까지 몸의 체중을 실어주며 천천히 롤링한다. 밀어줄 때는 손바닥이 위로 향하게 하고 당겨줄 때는 손등이 위로 향하도록 손목을 회전시킨다. 호흡과 함께 30초~1분 정도 반복한다.

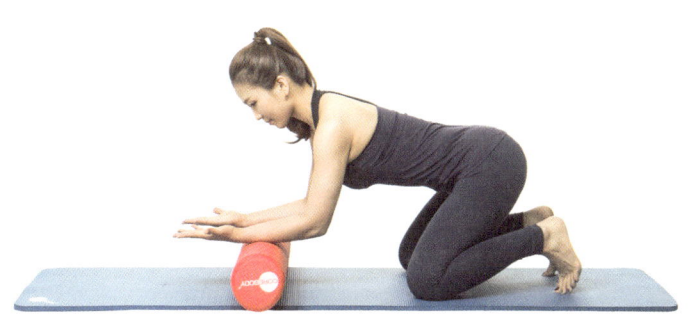

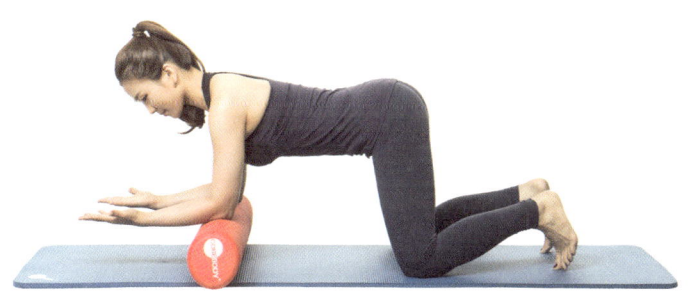

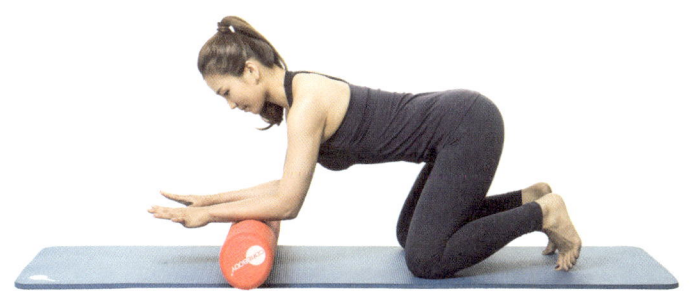

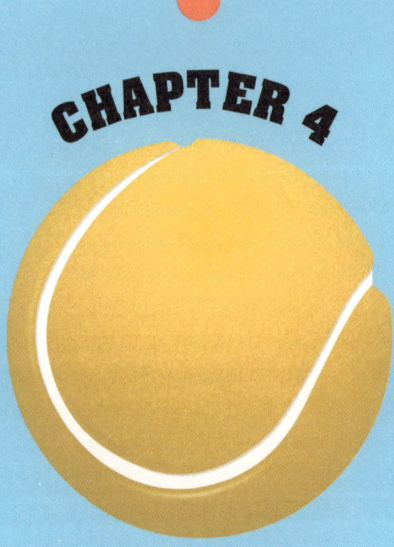
CHAPTER 4

속근육을 풀어주는
테니스공 셀프 마사지

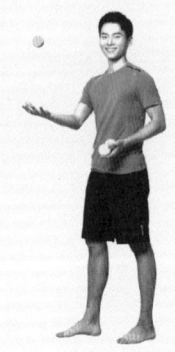

테니스공은 소지하기 쉬워 시간적·경제적으로 효율적인 마사지 도구로 활용된다.
뭉침과 통증이 있는 부위를 체중을 이용해
지압치럼 적절한 압력을 가하여 이완하는 것이 목적이다.
속근육의 오랜 만성통증을 부드럽게 녹이고, 운동신경의 경련이 일어나지 않도록
국부적인 스트레칭 효과를 얻을 수 있어 좋다.

부위별 속근육 셀프 마사지 프로그램

- 1. 엉덩이 중앙 풀어주기
- 2. 찌릿한 하체 통증 풀어주기
- 3. 엉덩이 측면 풀어주기
- 4. 등허리 긴장 풀어주기
- 5. 굽은 등 중앙 풀어주기
- 6. 등 상부 날갯죽지 풀어주기
- 7. 목덜미 뭉침, 어깨 통증 풀어주기
- 8. 허리 골반 통증 풀어주기
- 9. 뻣뻣한 허벅지 뒤쪽 이완하기
- 10. 붓고 뭉친 종아리 풀어주기
- 11. 발바닥 근막 마사지

TENNIS BALL RELEASE
엉덩이 중앙 풀어주기

ZONE
엉덩이 근육(고관절회전근) 피로 풀기

아프지만 기분 좋은 통증이 묵직한 엉덩이와 뻐근한 허리를 풀어 가볍고 편안하게 한다. 하루의 대부분을 앉아서 또는 한 자세로 버티다 보면 엉덩이 근육이 제 기능을 못하고 약해져 몸통과 골반이 기울면서 허리를 바로 세우지 못한다. 뿐만 아니라 엉덩이 위쪽 천장관절 양끝 부위에 묵직한 통증이 느껴지는데도 방치한다면 상황은 악화되고 걷거나 서 있기조차 힘들게 된다.
'대둔근'이라고 하는 두꺼운 엉덩이 근육 속에 위치한 엉덩이 회전근을 자극해 이완시켜 주면 천골부터 허벅지까지의 통증을 사라지게 할 수 있다.

CHECK 1
엉덩이 통증을 느끼는 순간 숨을 멈추지 않도록 주의하자. 체중을 실어 지그시 압박했을 때 느끼는 통증을 숨과 함께 내뱉는다. 테니스공이 엉덩이 깊숙이 불편함을 풀어줄 것이다.

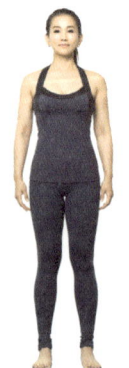 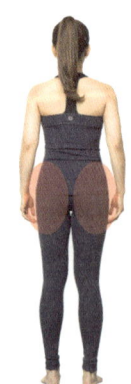

CHECK 2

천장관절은 천골과 장골이 연결되는 부위다. 여기서 천골은 허리뼈 마지막 부분, 장골은 옆구리의 허리띠가 닿는 큰 뼈를 말한다.

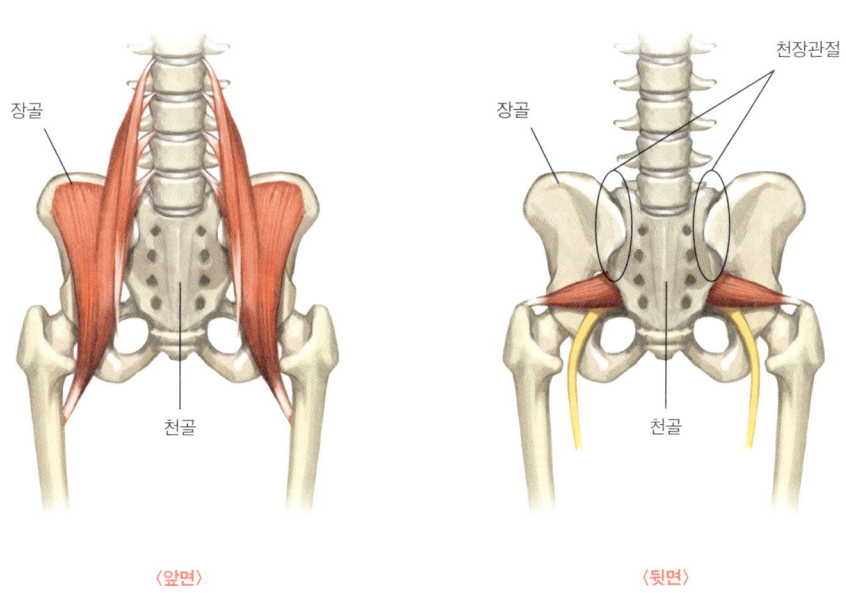

〈앞면〉　　　　　　　　　　〈뒷면〉

1. **준비 자세** 테니스공 하나를 오른쪽 엉덩이의 가장 통통한 부위에 두고 눕는다. 오른쪽 무릎은 세우고 왼쪽 다리는 편안하게 뻗은 채 온몸을 편안하게 유지한다.
2. 입으로 숨을 내쉬면서 오른쪽 무릎을 바깥쪽으로 지그시 누르듯 바닥을 향해 내려준다. 코로 숨을 들이마시며 오른쪽 무릎을 세워 준비 자세로 돌아온다.
3. 테니스공이 점점 엉덩이 속으로 깊이 들어간다는 느낌으로 힘을 빼고 체중을 실어준다. 천천히 부드럽게 1분~1분 30초간 지속한 후 테니스공의 위치를 옮겨 반대쪽(왼쪽)도 반복한다.

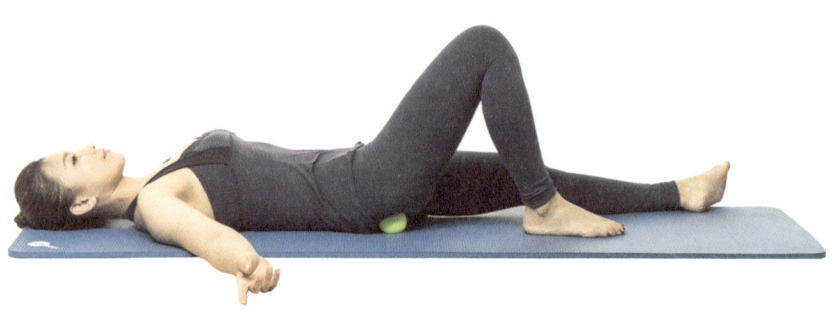

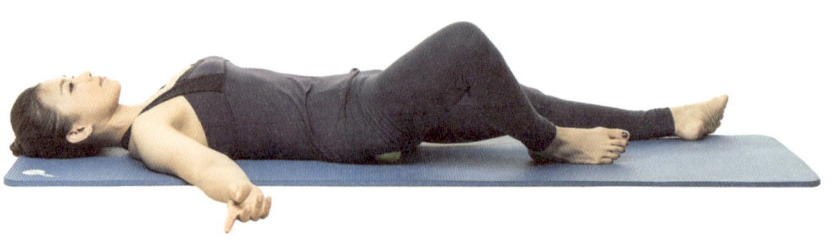

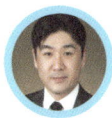

김성민 교수's TIP

오른쪽 엉덩이 근육을 풀어준 후 얼마나 가벼워졌는지 바로 테스트할 수 있다. 테니스공을 빼고 두 다리를 뻗고 편안하게 누워서 눈을 감아보자. 공으로 마사지한 쪽은 엉덩이가 없어진 것 같은 착각이 들 정도로 속근육 밀도가 낮아져 말랑말랑해지고 허리부터 다리까지 한결 가볍고 부드러워졌다는 것을 느낄 것이다. 와우~! 반면 왼쪽 엉덩이는 둔하고 딱딱하고 무겁다는 걸 깨닫게 된다.

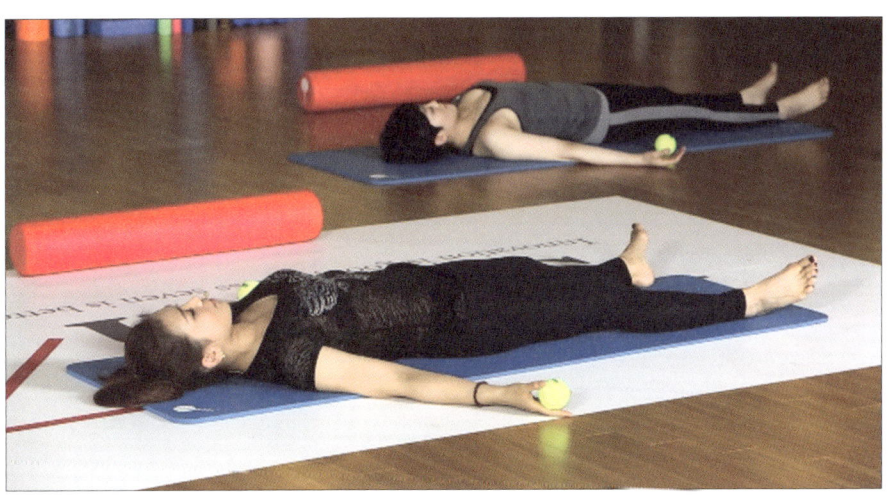

TENNIS BALL RELEASE
2 찌릿한 하체 통증 풀어주기

ZONE
이상근 라인 풀기

이상근은 엉치뼈 안쪽에서 나와 대퇴뼈의 머리로 이어져 엉덩이 관절을 바깥쪽으로 회전시키는 작용을 하는 가로로 연결된 가늘고 작은 근육이다. 엉덩이에는 큼직한 근육들이 많다. 이러한 근육들이 제 기능을 하지 못하고 약해져 있으면 상대적으로 작고 가장 안쪽에 있는 이상근이 무리를 하게 된다. 결국 긴장되고 비대해진 이상근이 아래쪽 좌골신경을 건드리면 발끝까지 찌릿하는 저림 증상이 나타나기도 한다.

장시간 운전을 하는 사람들, 한쪽 엉덩이에 통증을 느끼는 주부들, 사이클처럼 앉아서 격렬하게 다리를 움직이는 운동선수들 모두 불균형한 근육 사용으로 골반 주변이 긴장하면 한쪽 엉덩이의 뻐근함을 자주 느끼게 된다.

CHECK

통증이 느껴지는 순간 자신도 모르게 숨을 참는 경향이 있다. 쓸데없이 긴장하지 않도록 심호흡을 하며 숨을 내쉴 때 체중을 싣는 것을 잊지 않는다.

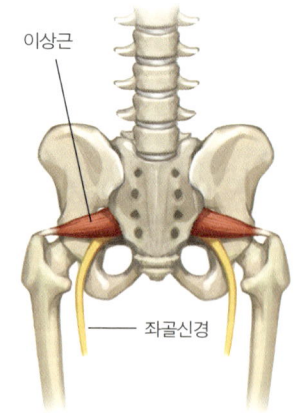

1. **준비 자세** 등을 대고 누워 테니스공을 한쪽 엉덩이의 중앙에 놓고 발목을 반대편 무릎 위에 걸친다.

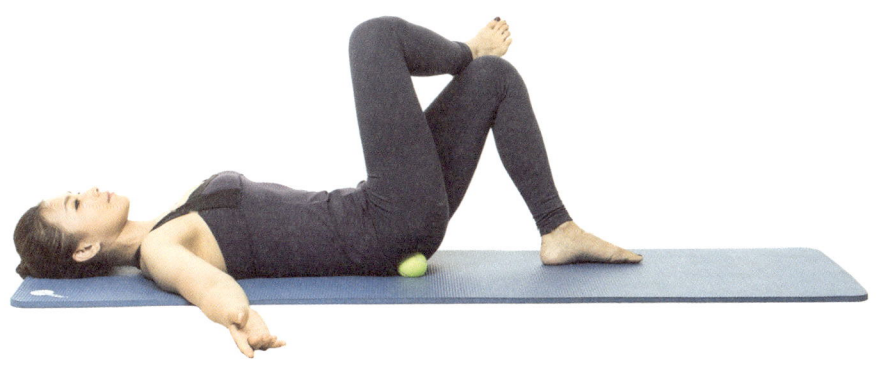

2. 엉치뼈에서 엉덩이 관절을 연결하는 가로 근육을 마사지하듯 엉덩이로 공을 천천히 굴려준다. 테니스공이 엉덩이 속으로 깊이 들어간다는 느낌으로 힘을 빼고 체중을 실어준다. 천천히 부드럽게 1분~1분 30초 지속한 후 반대쪽도 반복한다.

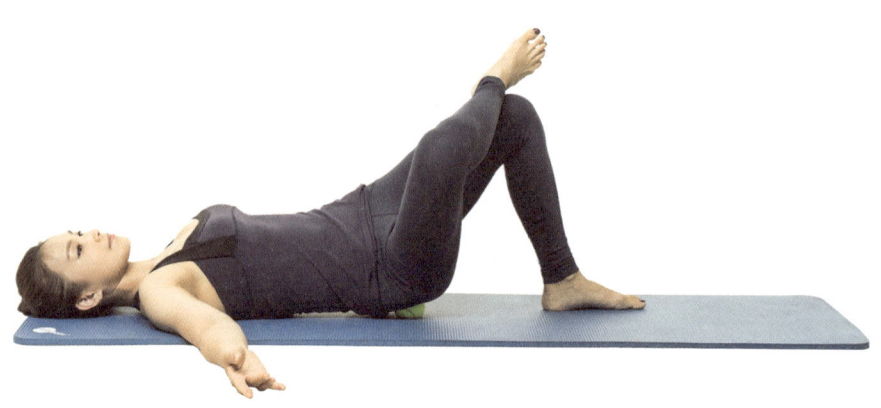

김성민 교수's TIP

의자에 앉거나 바닥에 앉아서도 할 수 있다. 앉는 자세에서는 양손을 엉덩이 뒤쪽으로 기대듯 편안하게 두고 좌골(궁둥뼈)과 꼬리뼈 사이에 공이 위치하도록 앉아 지그시 지압하듯 눌러준다.

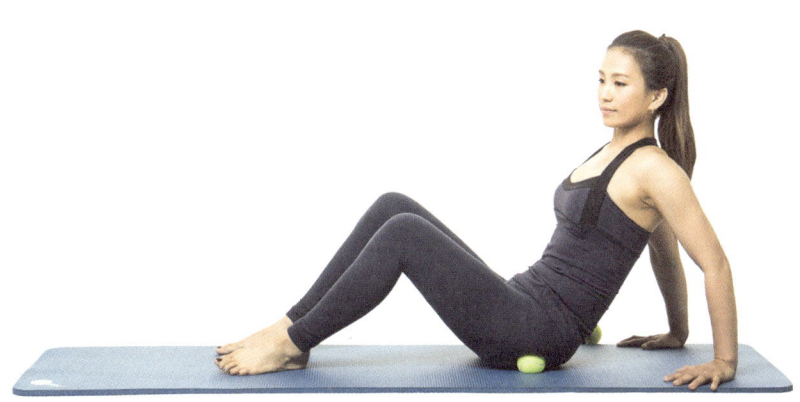

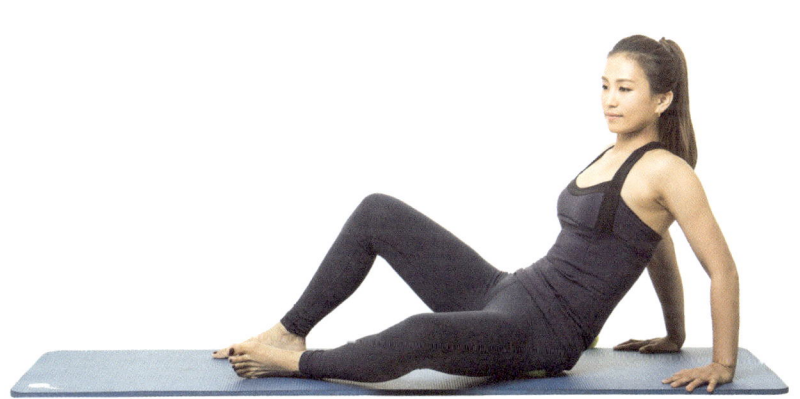

TENNIS BALL RELEASE
3 엉덩이 측면 풀어주기

ZONE
소둔근, 중둔근 부위 풀기

엉덩이는 대둔근, 중둔근, 소둔근의 3가지 근육이 조화를 이룰 때 가장 이상적인 모양이 형성된다. 소둔근과 중둔근은 엉덩이 관절이 움직일 때 안정시켜 주고 다리를 벌려주는 역할을 하면서, 주변 근육의 기능을 돕는다. 하루 종일 앉아 있어서 엉덩이 관절이 뻣뻣해지고 엉덩이 측면에 위치하는 이 근육들이 약화되면, 걸을 때 심하게 엉덩이가 좌우로 흔들리고 엉덩이의 높이가 불균형해진다. 결국 몸을 지탱하는 힘이 약해지면서 쉽게 넘어질 수 있고, 이로 인해 골절이 발생할 가능성이 높아진다.

CHECK

엉덩이 근육을 단련하는 운동 전후에 신진대사가 잘 되도록 테니스공 마사지를 충분히 해준다. 이 부위의 근막을 풀어주면 허리와 무릎 통증까지 완화되고 예방할 수 있다.

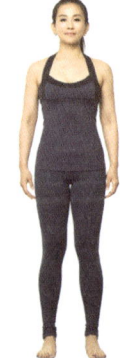 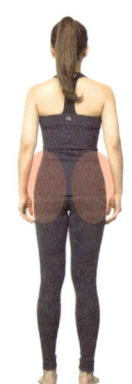

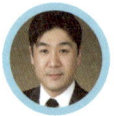

김성민 교수's TIP

엉치뼈부터 엉덩이 측면, 허벅지, 종아리까지 어딘지 모를 통증을 느낀 경험이 있다면 남의 도움을 받기보다 그때마다 스스로 엉덩이 측면 부위를 지그시 눌러서 풀어주자. 순환이 잘 되면 통증도 개선된다.

1. **준비 자세** 누워서 무릎을 세우고 테니스공 하나를 엉덩이 측면에 둔다.
2. 숨을 내쉬며 테니스공을 둔 쪽으로 양쪽 무릎을 눕혀 체중을 실어 지그시 눌러주기를 반복한다. 천천히 부드럽게 30초~1분간 지속한 후 반대쪽도 실시한다.

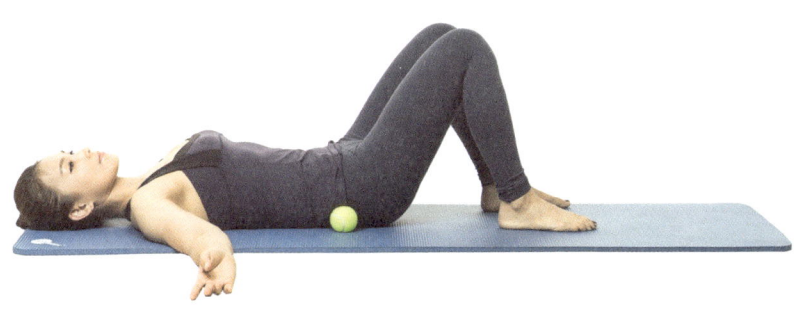

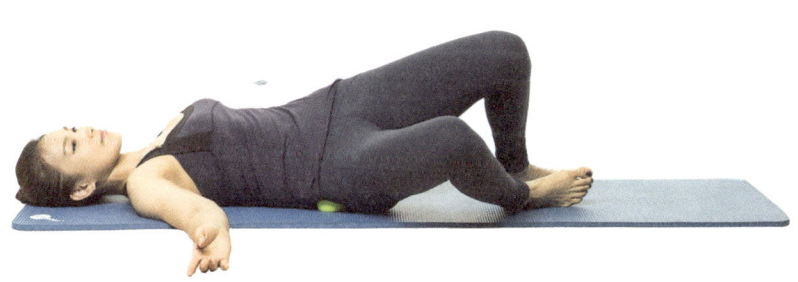

TENNIS BALL RELEASE
4 등허리 긴장 풀어주기

ZONE
요방형근, 다열근 라인 풀어주기

요방형근은 요추(lower back)의 양옆에서 골반뼈에 연결되어 허리뼈를 안정시키는 근육으로 상체를 옆으로 구부리거나 골반 한쪽을 끌어올리는 작용을 한다. 양쪽 근육의 길이가 달라져 차이가 생기고 비대칭이 되면, 천골(허리뼈 마지막 부분) 주변이나 엉덩이 언저리가 불편해진다.

다열근은 척추 양옆에 있는 속근육으로 허리뼈 전체를 안정시키는 아주 중요한 근육이다. 척추의 미세한 움직임을 담당하는 근육이라 이 근육이 지나치게 긴장하면 가벼운 스트레칭조차 하기 힘들 정도로 아플 수 있다. 좋은 허리를 만든다는 건 허리 근육을 강화한다기보다 속근육과 겉근육의 밸런스를 맞춰주는 것이다.

CHECK
공 두 개를 붙이고 누울 때, 공 사이에 척추가 위치하면 맞다.
공은 그대로 두고 몸이 공을 타고 내려오듯 압박한다.

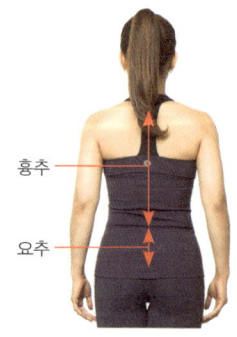

흉추

요추

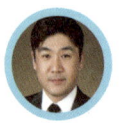

김성민 교수's TIP
공이 몸에서 떨어지지 않도록 엉덩이를 들 때나 내릴 때도 체중으로 누르며 반복한다.

I. 준비 자세 테니스공 2개를 나란히 붙여 모아 바닥에 놓고 그 위에 허리(허리띠 라인)를 대고 눕는다. 무릎은 세운다.

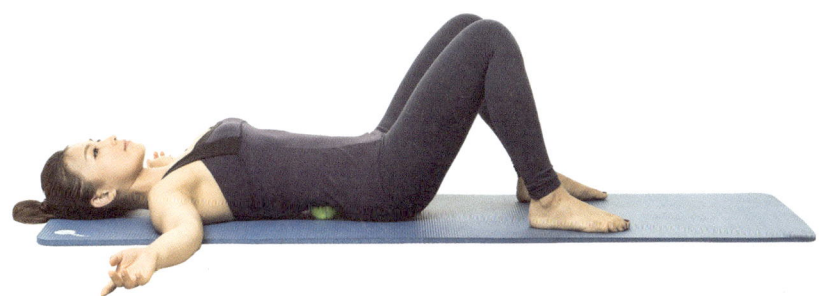

2. 공의 가장 볼록한 부분을 요추의 양옆에 놓고 아래 엉덩이를 들어올리면서 동시에 허리로 공을 누르며 지그시 압박한다. 이때 숨을 내쉰다. 숨을 들이마시며 천천히 처음 자세로 돌아와 다시 천천히 30초~1분30초 움직임을 반복하며 허리 주변의 긴장을 풀어준다.

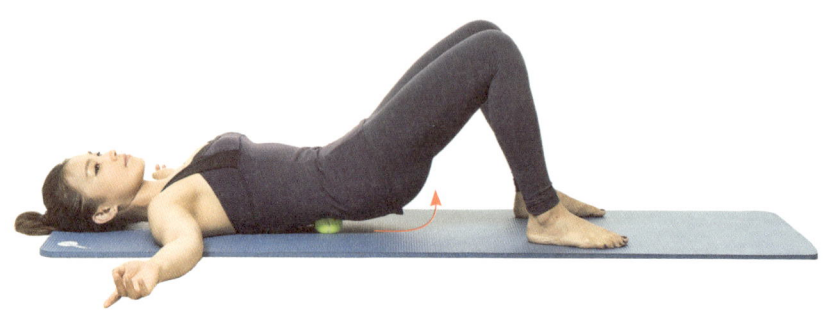

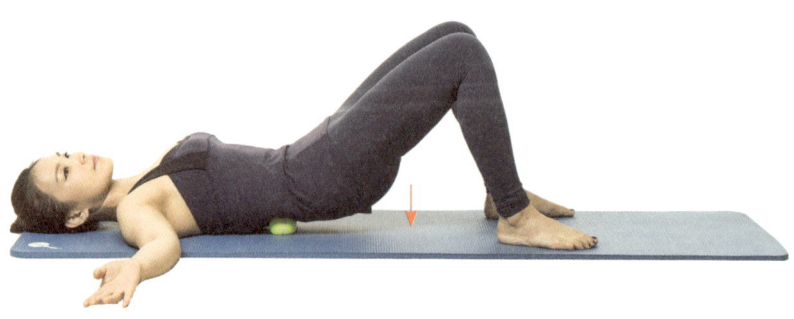

3. 테니스공을 손가락 마디만큼씩 움직여 요추(허리뼈) 5개 중 요추 4번부터 요추 1번까지 같은 방법으로 차례대로 풀어준다.

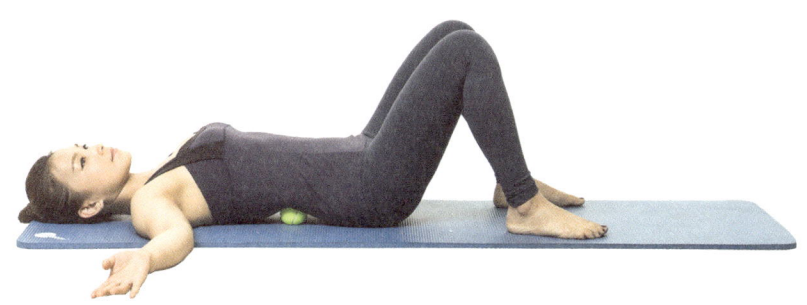

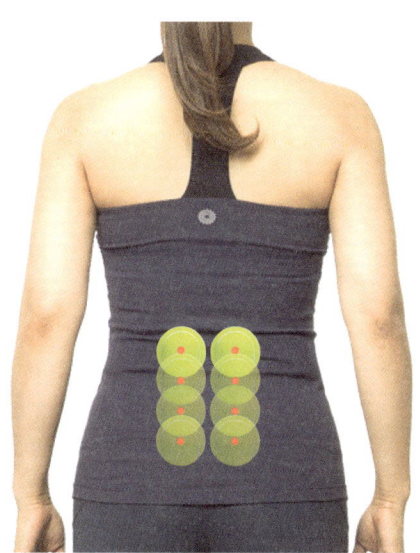

〈요추 1번~4번에 테니스공을 놓은 모습〉

TENNIS BALL RELEASE

5 굽은 등 중앙 풀어주기

ZONE
흉추 라인 척추세움근 풀어주기

흉추는 갈비뼈 12쌍을 연결하는 등뼈이며 거의 움직임이 없다. 하지만 그 작은 움직임마저 굳어버리면, 등이 점점 굽어 이와 연결된 목과 어깨, 허리에 통증이 유발된다. 또 척추 라인을 따라 척추를 바로 세우는 척추기립근(척추세움근)은 습관적으로 웅크리거나 뒤로 넘기는 자세를 할 때 가장 부담을 받는 근육이라 늘 피로감이 쌓여 있다. 몸의 뒤쪽이라 누군가 마사지를 해줘야만 풀 수 있는 곳이라 생각하고 방치해 두었던 등을 테니스공 2개로 시원하게 풀 수 있다.

CHECK

티셔츠가 사탕처럼 공을 감싸지 않게 주의하고, 흉추 12번에서 흉추 7번(브래지어 라인 위치)까지 테니스공의 위치를 이동하면서 7회 두 가지 방법을 연속으로 진행한다. 이때 고개 돌리면 안 된다.

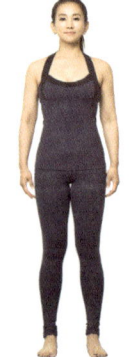
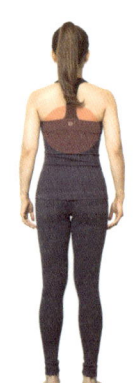

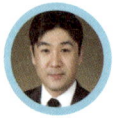

김성민 교수's TIP

무릎을 좌우로 움직일 때는 빠르고 힘있게 움직이는 게 아니라, 흉추의 회전을 담당하는 속근육의 기능을 깨우기 위해 천천히 부드럽게 흔들어준다. 반복 동작이 어렵고 힘들면 그대로 누워서 심호흡을 유지하는 것도 방법이다.

● 엉덩이 들었다 내리면서 등 눌러서 풀기

1. **준비 자세** 테니스공 2개를 나란히 붙여 모아 바닥에 놓고 그 위에 등을 대고 눕는다.
2. 공의 가장 볼록한 부분이 척추의 양옆에 위치하도록 놓고 아래 엉덩이를 최대한 높게 들어올렸다가 공을 누르며 지그시 압박한다(숨을 내쉬면서). 다시 숨을 들이마시고 천천히 척추를 하나하나 바닥에 떨어뜨리듯 처음 자세로 돌아온다.
3. 흉추를 따라 테니스공을 조금씩 옮기면서 천천히 4~6회 정도 움직임을 반복하며 등 주변의 긴장을 풀어준다.

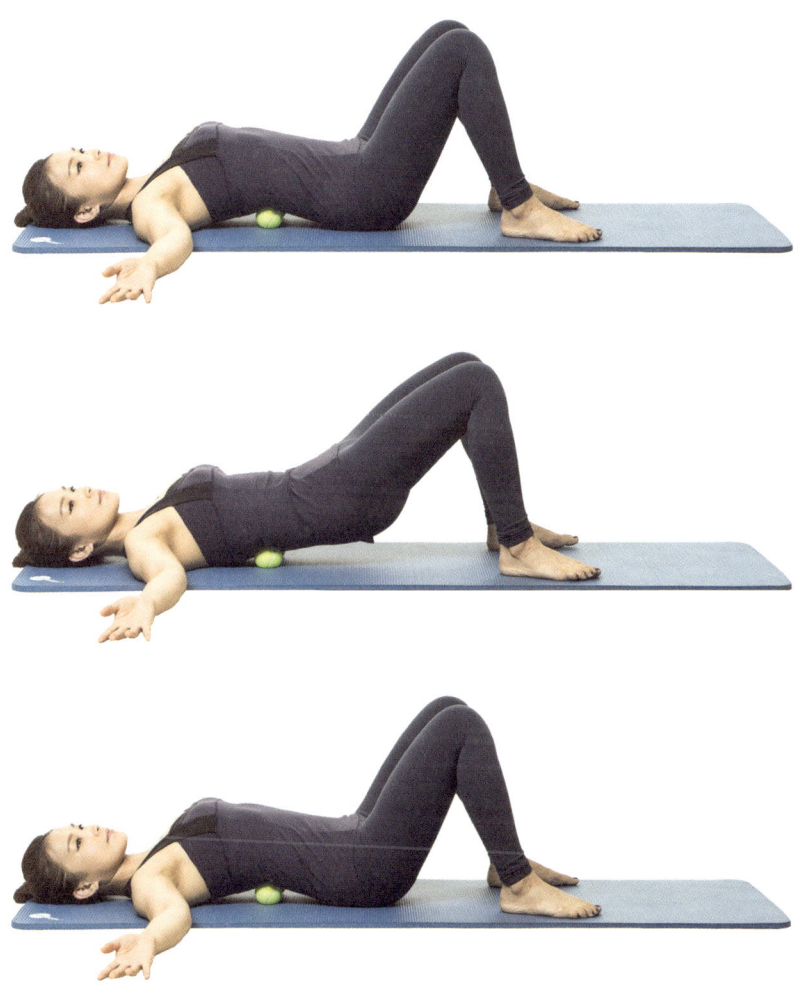

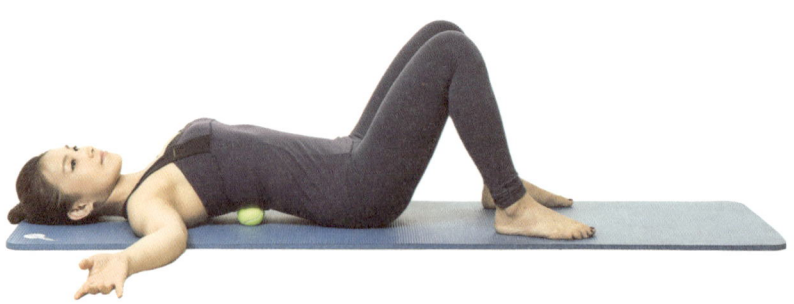

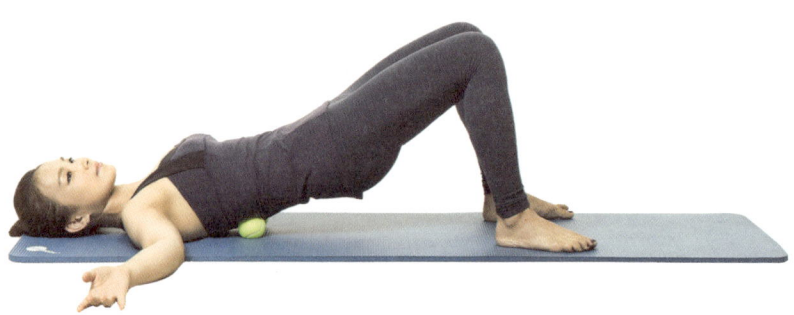

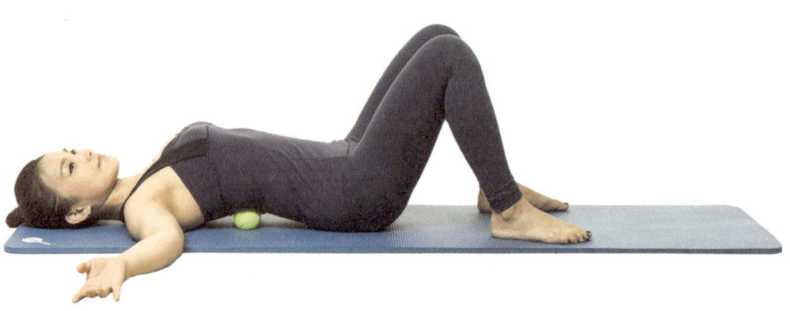

● 흉추 회전하며 등 풀기

1. 연속 동작으로 엉덩이를 바닥에 내린 자세에서 힘을 빼고 양 무릎을 부드럽게 좌우로 천천히 흔들어주며 흉추가 회전 기능을 되찾도록 한다.
2. 마치 바람에 무릎이 흔들리듯 부드럽게 천천히 4~6회 정도 움직임을 반복한다.

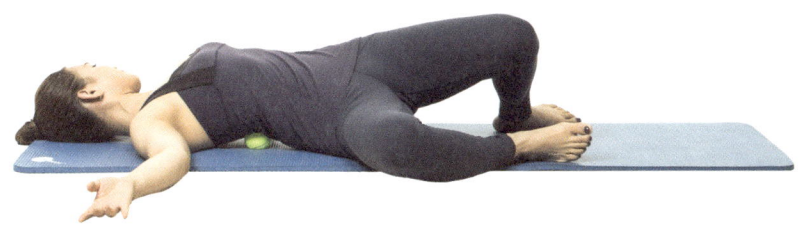

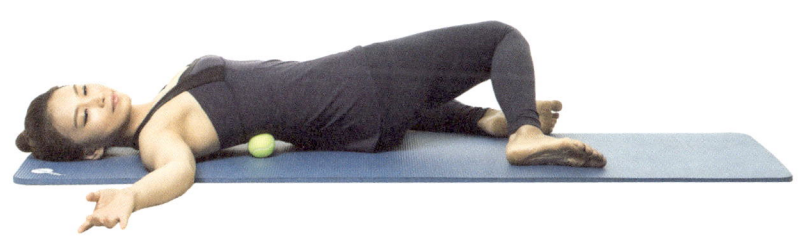

TENNIS BALL RELEASE
6 등 상부 날갯죽지 풀어주기

ZONE
견갑골 안쪽 능형근 라인 풀어주기

팔은 잘 움직이지만 날갯죽지 안쪽이 늘 뭉쳐 있거나 담 결린 느낌이 있다면 견갑골(어깨뼈) 안쪽 능형근을 이완시켜야 한다. 능형근은 등 상부의 양쪽 날갯죽지 안쪽에 있고 척추와 어깨뼈를 이어주는 근육이다. 이 부위가 뭉쳐 있으면 열중 쉬어 자세를 하기 힘들고 담 결린 것처럼 휴식을 취할 때도 통증이 계속 나타난다. 오랜 시간 앉아 있으면 경직되어 거북목이나 둥근 어깨가 되는 근육이라 틈나는 대로 견갑대가 자유롭게 움직일 수 있도록 풀어줘야 통증을 예방할 수 있다.

CHECK
견갑골 안쪽의 마사지는 다음의 4가지 방법을 연결 동작으로 반복해야 한다. 흉추 6번부터 2번 라인까지 견갑골 안쪽의 다섯 부위를 마사지하는 방법이다.

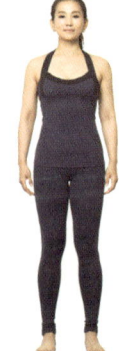 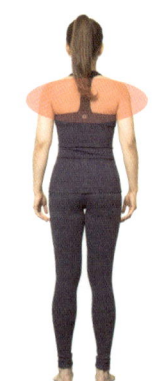

― 김성민 교수's TIP

테니스공 2개를 스타킹이나 양말에 넣고 땅콩 모양으로 만들어 진행하면 좀 더 쉽고 편하게 셀프 마사지를 할 수 있다.

● 팔꿈치 앞뒤로 끌어당기며 날갯죽지 풀기

1. **준비 자세** 테니스공 2개를 나란히 붙여 바닥에 두고 날갯죽지 사이에 위치하도록 눕는다. 양팔은 천장을 향해 나란히 뻗고 무릎은 세운다.
2. 숨을 내쉬면서 팔꿈치를 굽혀 가슴 양옆으로 벌렸다가 천장을 향해 팔을 뻗는다.
3. 등 뒤 날갯죽지가 서로 멀어졌다가 모아지기 동작을 호흡에 맞춰 30초 정도 천천히 반복한다.

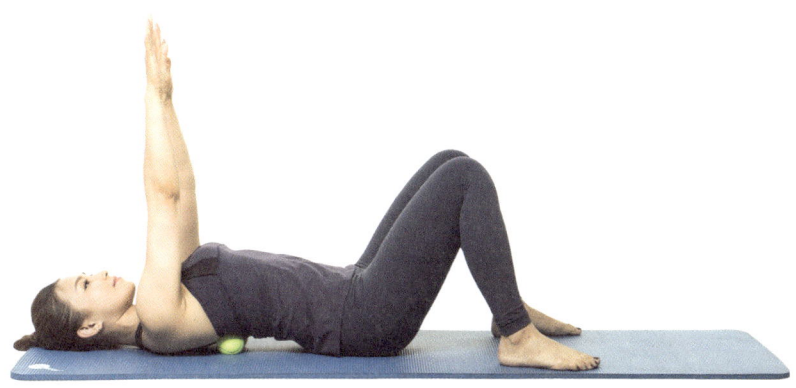

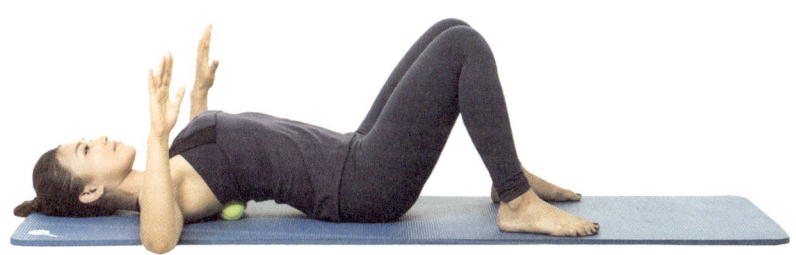

● 엉덩이 들고 체중을 실어서 날갯죽지 풀기

1. **준비 자세** 테니스공 2개를 나란히 붙여 바닥에 두고 날갯죽지 사이에 위치하도록 눕는다. 무릎은 세운다.
2. 좀더 압박의 강도를 높이려면 발바닥을 고정시켜 엉덩이를 최대한 올린 자세에서 테니스공에 체중을 실어 준다. 충분히 풀어준 후 천천히 다른 부위로 테니스공을 옮겨 압박한다.

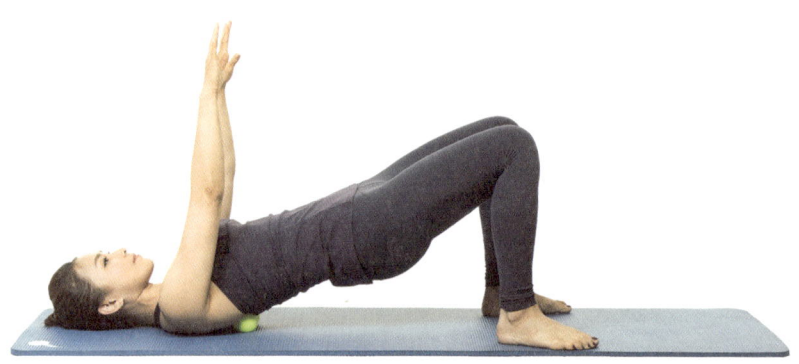

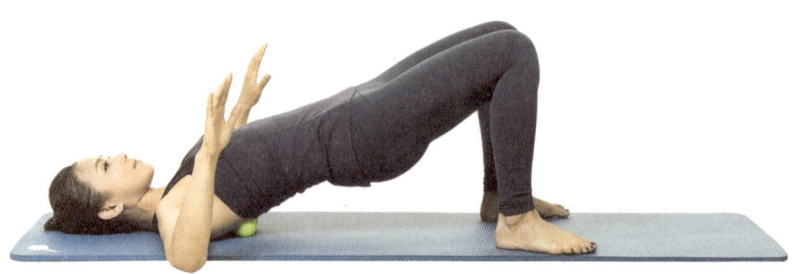

● 양팔 돌리면서 날갯죽지 풀기

1. **준비 자세** 테니스공 2개를 나란히 붙여 바닥에 두고 날갯죽지 사이에 위치하도록 눕는다. 내가 나를 안아주며 손끝이 등뒤로 향하도록 둔다. 이때 교차된 팔꿈치는 턱 쪽으로 살짝 올려준다.
2. 팔꿈치로 원을 그리듯 머리 위로 올렸다가 팔꿈치를 펴면서 옆으로 내려 팔 돌리기를 한다.
3. 등 뒤 양쪽 날갯죽지의 움직임을 의식하면서 호흡에 맞춰 1분~1분 30초 정도 천천히 반복한다.

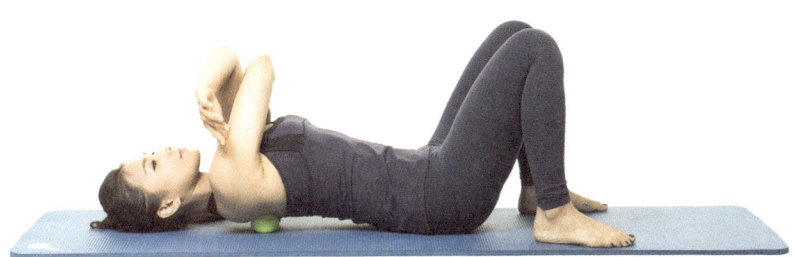

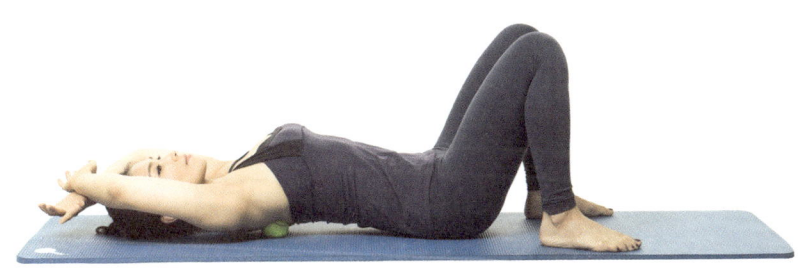

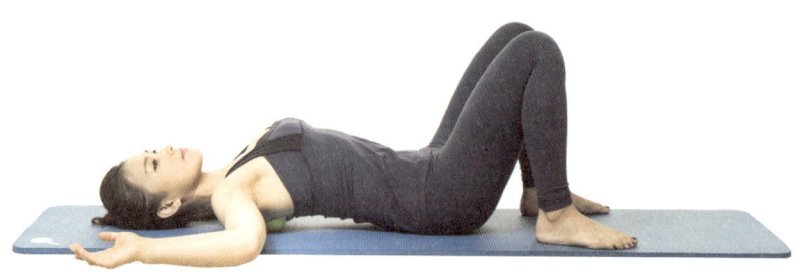

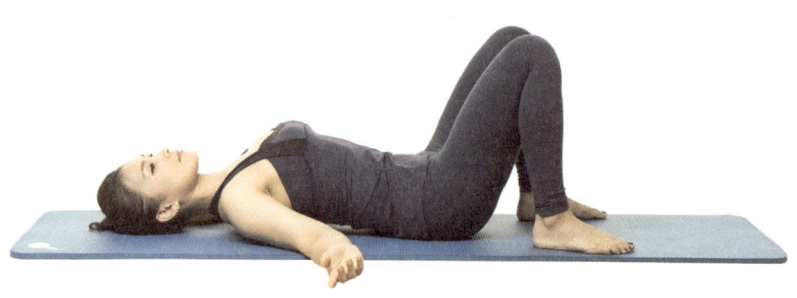

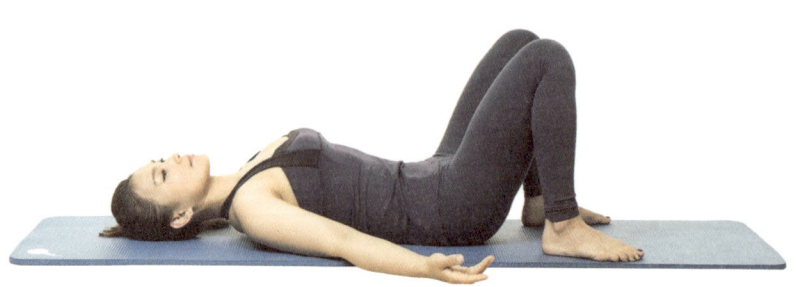

🔵 팔꿈치 위아래로 끌어당기며 날갯죽지 풀기

1. **준비 자세** 테니스공 2개를 나란히 붙여 바닥에 두고 날갯죽지 사이에 위치하도록 눕는다. 양팔을 넓게 벌려 손등이 바닥을 향하도록 만세 자세를 취한다.
2. 숨을 내쉬면서 바닥을 따라 팔꿈치를 굽혀 허리쪽으로 끌어당기기를 반복한다.
3. 양팔을 움직여 날갯죽지가 위아래로 잘 회전하는지 의식하며 뭉침을 풀어준다.

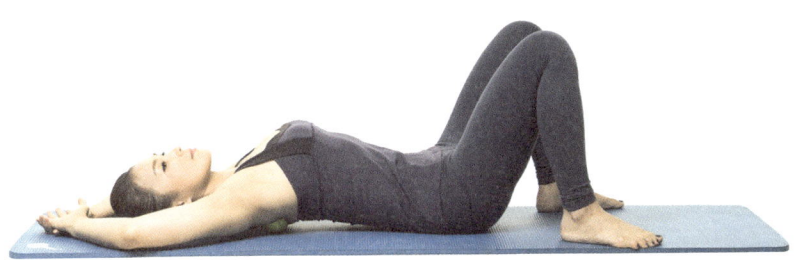

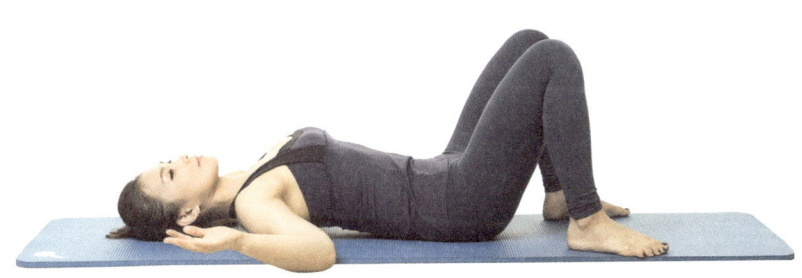

TENNIS BALL RELEASE
7 목덜미 뭉침, 어깨 통증 풀어주기

ZONE
견갑거근(어깨올림근)과 승모근 라인 풀기

장시간 고정된 자세로 앉아 있으면 가장 먼저 피로감을 느끼며 뭉치는 곳이 목덜미와 어깨의 연결 부위다. 직장인이나 학생들만의 문제가 아니라 누구나 과로에 시달리고 스트레스를 받으면 가장 빠르게 뭉치는 부위다. 담이 든 것처럼 목의 움직임을 제한하고 거북목과 일자목을 유발해서 방치하면 목디스크 발병의 원인이 된다. 소염제나 진통제로 순간 모면한다 해도 오랜 시간 뭉친 근육을 풀지 못해 반복적인 통증에 시달릴 것이다.

CHECK

불균형한 자세로 인해 보통 한쪽 어깨가 올라가 있거나 한쪽 어깨의 근육이 부어 있는 것처럼 덩어리져 있는 경우가 많다. 뻣뻣하고 뭉친 부위를 집중적으로 이완해 주면 양쪽 어깨 라인의 균형을 회복할 수 있다.

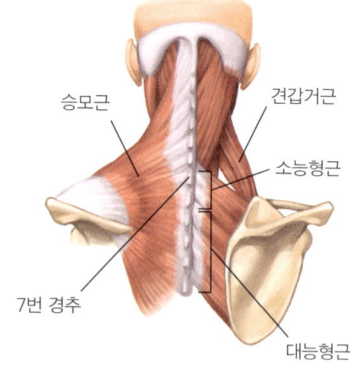

김성민 교수's TIP

목덜미가 뻣뻣해지면 뇌에 혈액을 수송하는 부위가 압박을 받아 혈액 공급량이 감소하면서 집중력, 판단력, 사고력 등이 떨어진다. 때로는 우울증과 공황장애의 요인이 되기도 하는데, 신체 건강이 정신 건강과 밀접한 연관이 있다는 것을 잊지 말자.

1. **준비 자세** 등을 대고 누워 경추 7번(가장 큰 목뼈)과 흉추 1번 양옆의 두껍게 뭉친 승모근 부위에 공을 댄다.
2. 양손으로 뒷머리를 감싸듯 팔꿈치를 얼굴 쪽으로 모은 자세에서 엉덩이를 최대한 높게 들어올린다. 공이 뭉친 근육 깊은 곳까지 압박되도록 좌우 번갈아 체중을 실어준다.
3. 공이 위치한 부위에 충분히 뭉침이 풀어질 수 있도록 30초~1분 30초 정도 유지한다.

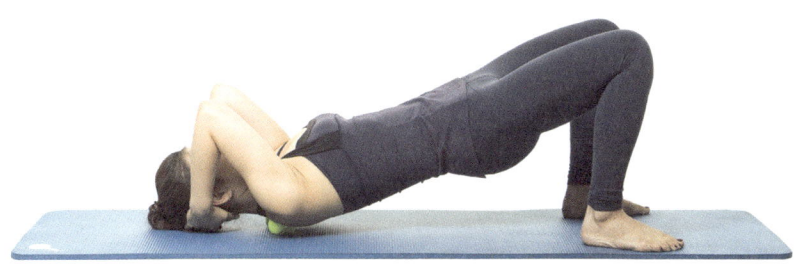

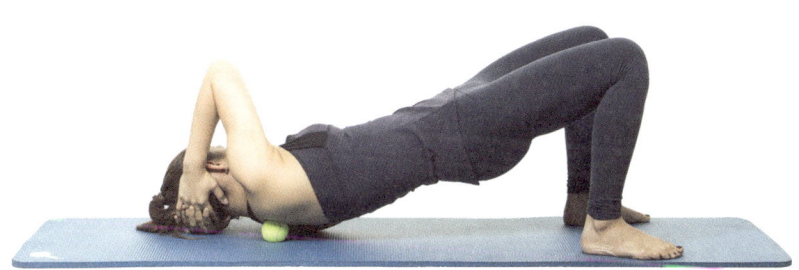

TENNIS BALL RELEASE
8 허리 골반 통증 풀어주기

ZONE
장요근 풀기

장요근은 요추와 엉덩이 관절을 지나 허벅지뼈 사이에 붙어 있는, 척추와 하지를 연결하는 중요한 근육이다. 우리가 오랫동안 앉아 있으면 장요근이 짧아진 상태가 오랫동안 계속되어 길이도 달라지고 좌우 균형도 무너진다. 나이가 들어감에 따라 자연스럽게 신축성을 잃어버리고 점차 짧아지고 경직되기 때문에 상체가 구부정해진다. 하루를 마무리하는 잠자리에서 이 부위를 스트레칭하는 습관을 들인다면 자세도 개선되고 불면증도 개선될 것이다.

CHECK

복부비만일 경우는 뱃살 때문에 직접적인 장요근 이완이 어려울 수 있다. 이럴 땐 폼롤러를 이용해 장요근 근막 스트레칭으로 진행하면 된다(폼롤러 9번, 96페이지).

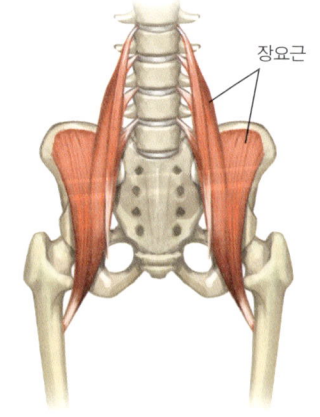

장요근

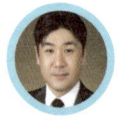

김성민 교수's TIP

손이 닿지 않는 깊은 속근육을 느끼려면 숨을 내쉴 때 배꼽을 안으로 충분히 끌어당겨야 통증을 해소할 수 있다

1. **준비 자세** 바닥에 배를 대고 엎드린 후 배꼽의 2cm 바깥쪽으로 공 하나를 댄다. 엎드려 책보는 자세로 팔꿈치를 굽혀 바닥에 대고 공을 누른다.
2. 복식 호흡으로 숨 들이마시며 배를 부풀렸다 배꼽을 안으로 끌어당기며 내쉬는 동작을 반복한다. 뱃속을 지나 허리뼈까지 깊숙하게 공이 닿는 느낌이 들도록 집중하며 호흡을 멈추지 않는다.
3. 익숙해지면 좀더 깊고 강한 자극을 위해 공이 놓여 있는 쪽 다리를 위로 살짝 든 자세를 유지한다.

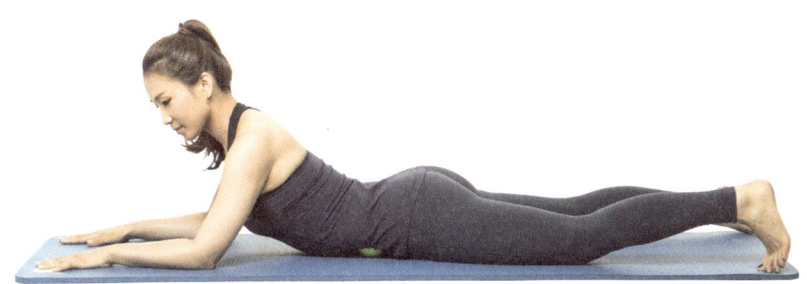

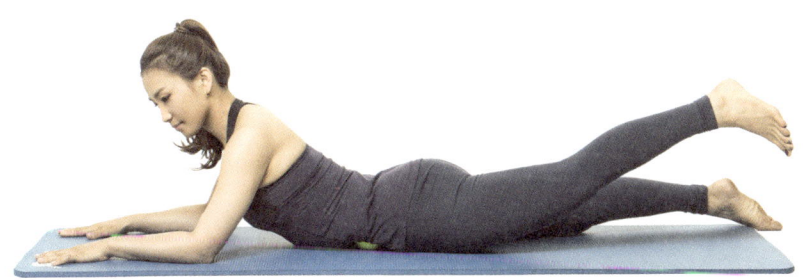

TENNIS BALL RELEASE
9 뻣뻣한 허벅지 뒤쪽 이완하기

ZONE
햄스트링 풀기

엉덩이 좌골에서 무릎 뒤쪽까지 연결된 허벅지 뒤쪽 근육은 무릎을 뒤로 굽히는 근육이다. 앞쪽 대퇴사두근에 비해 약하기 때문에 앞쪽 허벅지보다는 뒤쪽 허벅지가 잘 뭉친다. 갑작스러운 달리기를 할 때와 같이 스트레칭 없이 강도 높은 운동을 하면 부상이 자주 발생하는 부위다. 특히 바른 자세나 허리 통증 개선을 위한 중요한 근육이라 평소 스트레칭을 등한시하면 안 된다. 미용적으로 말하면 늘 앉아 있는 자세 때문에 순환 장애와 운동 부족으로 셀룰라이트 같은 지방 덩어리가 뭉쳐지는 부위라 마사지는 필수다.

CHECK
공을 굴릴 때는 천천히 부드럽게 진행하고, 압박할 때는 뭉침과 통증의 정도에 따라 최고 90초까지 내쉬는 호흡과 함께 충분히 유지해 준다.

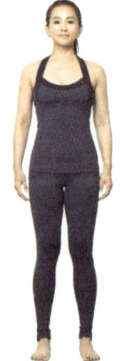 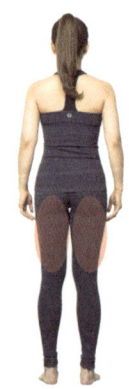

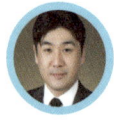

김성민 교수's TIP
체중을 이용해 밀고 당기기가 힘겨운 여성들이나 노약자들은 공을 누른 자세에서 10~20초 정도 유지한 후, 공의 위치를 이동시키며 같은 방법으로 압박해 준다.

1. **준비 자세** 바닥에 엉덩이를 대고 앉는다. 한쪽 무릎은 굽혀 세우고 반대쪽 다리는 길게 뻗어 좌골(궁둥뼈) 아래 허벅지로 공을 누른다. 공에 체중을 실어주며 엉덩이와 허벅지 경계선을 집중적으로 압박해 준다.
2. 햄스트링 근육이 시작되는 엉덩이와의 경계선에서 시작하여 근육 라인을 따라 앞뒤로 체중을 천천히 이동시키며 눌러준다. 이후 반대쪽도 같은 방법으로 반복한다.

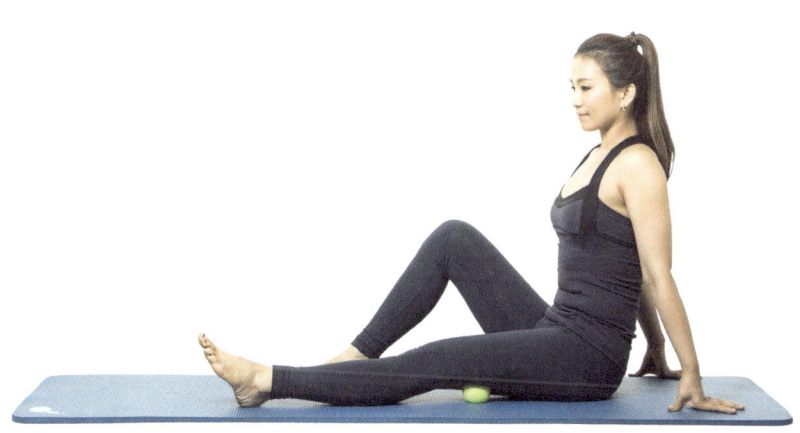

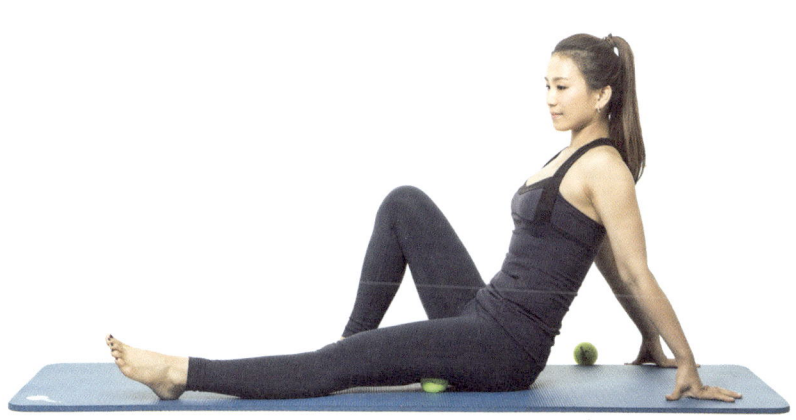

TENNIS BALL RELEASE
10 붓고 뭉친 종아리 풀어주기

ZONE
종아리 근육 풀어주기

오래 서서 일하거나 한 자세로 오랫동안 일하는 경우 특히 종아리가 잘 뭉친다. 두꺼워지면서 뻣뻣해지고 무겁다는 느낌에 불쾌할 때가 많다. 종아리 근육은 제2의 심장이라고 할 만큼 하체의 혈액 순환을 담당하는 중요한 부위다. 무릎 아래의 근육이 펌프처럼 움직이며 정맥을 통해 혈액을 심장으로 되돌려보내는 구조로 되어 있다. 그러므로 운동 과다, 운동 부족, 노화, 부상이나 질병, 수분 부족, 스트레스 등으로 종아리 근육이 경직되고 쇠퇴하면 쥐가 자주 나며 부종이 생기기도 한다. 또 하지정맥류 증상이 생겨 전신의 혈액순환장애까지 초래될 수 있다.

CHECK

종아리 통증 케어는 다음 두 가지 방법 중 본인에게 적합한 자세를 선택하여 진행하면 된다.

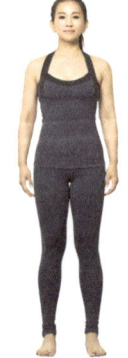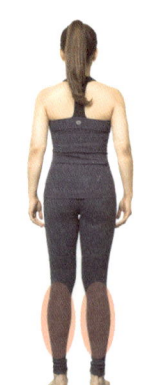

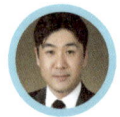

김성민 교수's TIP

잠자리에 들어가기 전 딱딱한 종아리 근육을 부드럽게 풀어내면 혈액순환이 좋아져 숙면에 도움이 되고, 아침마다 날씬하고 가벼운 종아리를 만날 수 있다.

● 공 굴리며 종아리 풀기

1. **준비 자세** 바닥에 엉덩이를 대고 앉는다. 한쪽 무릎은 굽혀 세우고 반대쪽 다리는 길게 뻗어 종아리 근육으로 공을 누른다.
2. 공에 체중을 실어주며 종아리 라인을 따라 천천히 굴려준다. 통증 있는 부위에서는 공을 고정시킨 채, 발목을 꺾었다 펴줬다 하며 종아리 근육의 수축 이완 동작을 반복한다.
3. 반대쪽도 같은 방법으로 반복한다.

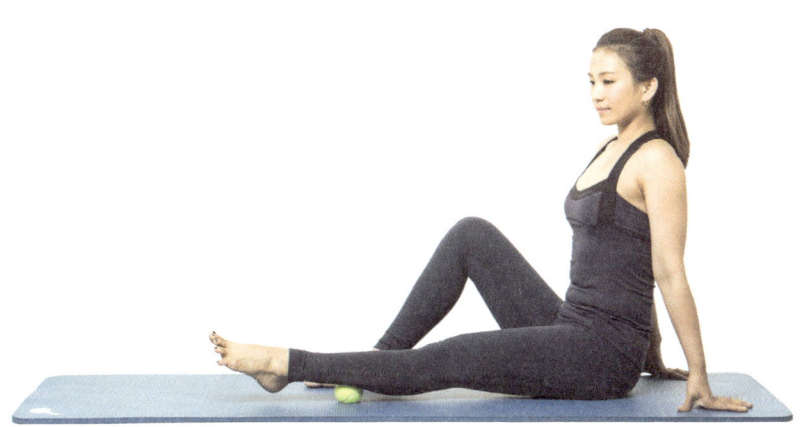

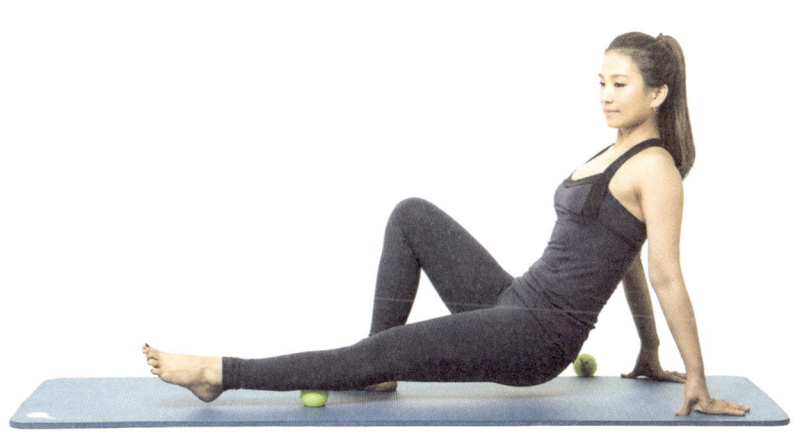

● 무릎 꿇고 앉아 체중 실어서 종아리 풀기

1. **준비 자세** 무릎을 꿇고 앉은 자세에서 오금(무릎이 구부러지는 안쪽 부분) 뒤에 공을 끼우고 앉는다. 체중을 실어 앉아 있는 자세만으로도 통증을 풀어낼 수 있다.

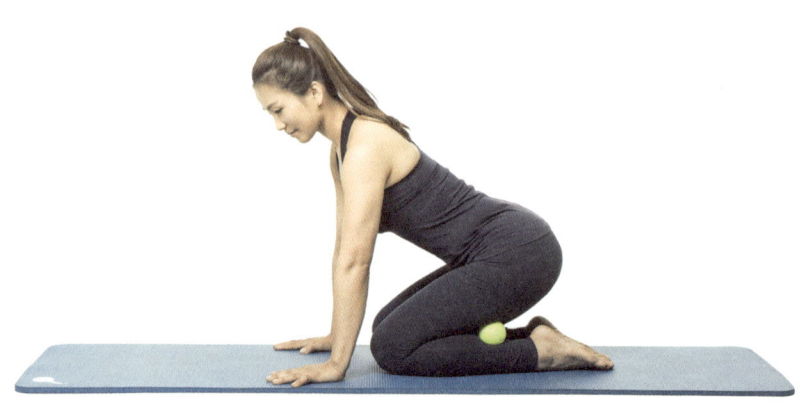

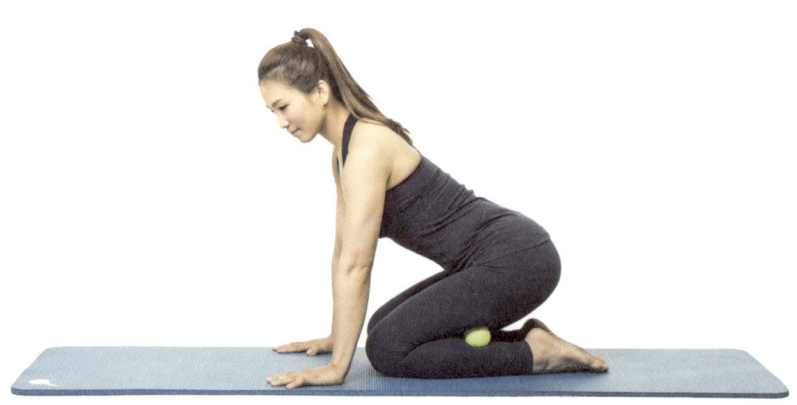

2. 발목부터 무릎 뒤까지 천천히 공을 이동시키며 한쪽씩 좌우 번갈아 체중을 실어주며 압박해 준다. 종아리 정중앙 깊은 곳의 하지정맥 라인을 따라 깊은 속근육 통증을 풀어낸다.
3. 압박할 때는 뭉침과 통증의 정도에 따라 30초~1분 30초까지 충분히 유지한다.

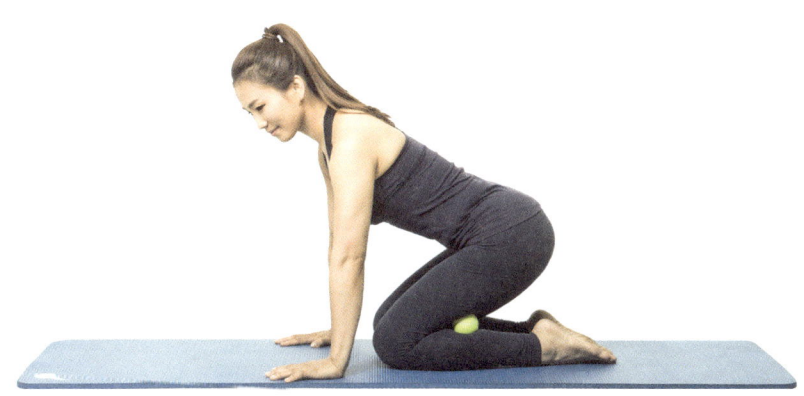

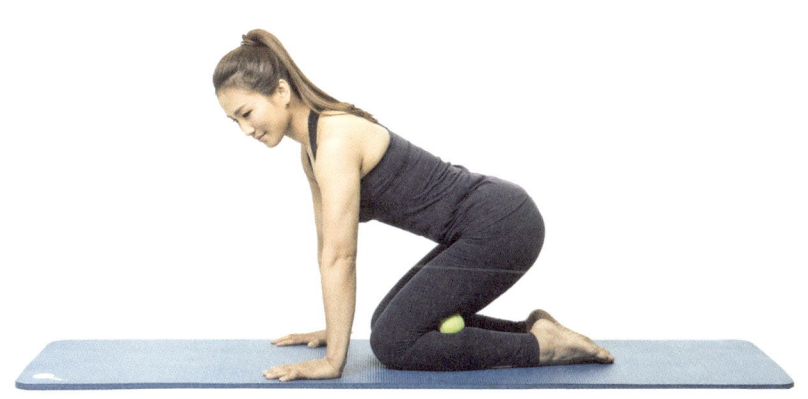

TENNIS BALL RELEASE
11 발바닥 근막 마사지

ZONE
발바닥 풀어주기

발바닥의 근막을 꼼꼼히 풀어주면 발가락 끝부터 발바닥, 발목뿐 아니라 어깨, 목까지 부드러운 상태가 된다(41페이지 참조). 족저근막염 예방에도 좋지만, 발바닥 아치 부분을 잘 관리해 주는 것만으로도 전신의 긴장감을 풀 수 있다. 부상 없이 운동하고 싶은 사람이라면 운동하기 전에 이 동작 하나만 잘해줘도 충분히 부상 예방이 가능하다.

CHECK

빠르게 공을 굴리는 것이 아니라 천천히 부드럽게 지그시 진행한다. 지그시 누름으로써 혈류가 몰리면서 긴장이 풀리고 자연스럽게 산소와 혈액이 공급되면서 재생 효과도 따라온다.

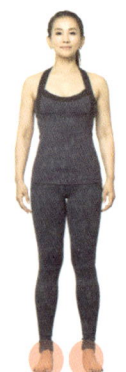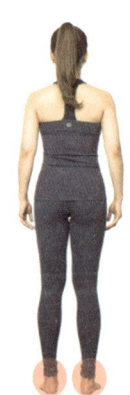

김성민 교수's TIP

하루 종일 신발 속에서 꼼짝도 못하고 굳어 있던 근육 덩어리들을 해방시켜 주는 효과가 있다. 족저근막에 통증이 있다면 꾸준히 발바닥 근막의 이완을 통해 염증을 해소할 수 있다. 주말에 레저나 스포츠를 즐기기 전후에 발바닥 근막 마사지를 습관화하면 컨디션이 향상되어 경기력도 좋아지며 피로감도 덜할 것이다.

1. 다리를 앞뒤로 벌려 서고 앞쪽 발바닥으로 테니스공을 밟는 자세를 취한다(체중을 70% 정도 실어 누르는 자세).
2. 발바닥 아치 모양을 따라 세로로 또는 가로로 마사지해 주며 통증이 느껴지는 부위는 잠시 멈춘다(지그시 누르며 10~30초 멈춘다). 30초~1분 30초 발바닥 전체를 꼼꼼히 이완시킨 후 반대쪽 발바닥도 풀어준다.

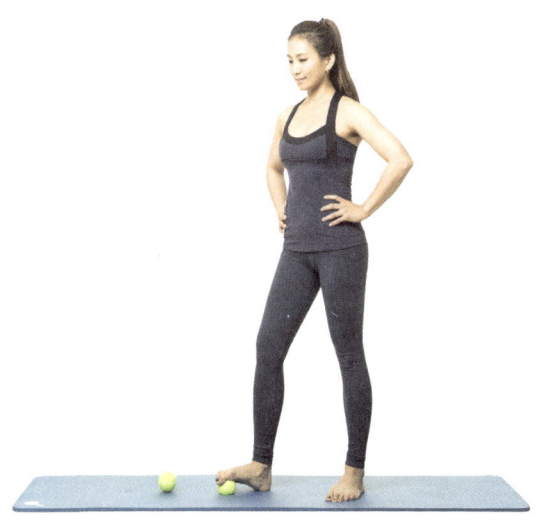

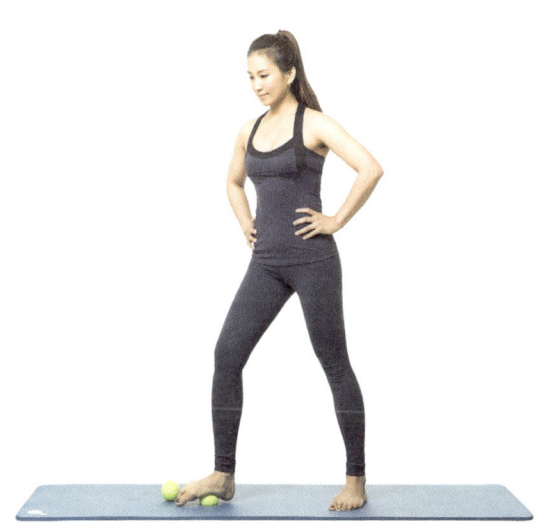

CHAPTER 5

통증별 셀프 마사지 프로그램

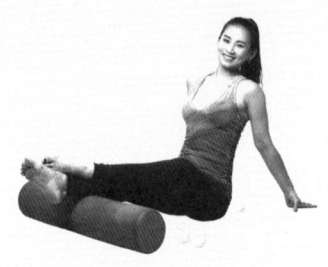

잘못된 생활습관이나 피로 등으로 인해
근육이 뭉치고 몸의 어딘가에 통증이 느껴질 때
폼롤러와 테니스공 2개만 있으면,
겉근육은 물론 속근육까지 풀어줄 수 있다.
전신의 상태를 모두 살펴보고 뭉친 곳을 찾아내는 것도 좋겠지만,
시간이 없다면 하루에 딱 5분만 투자해 아픈 부위를 없애보자.

| 통증별 셀프 마사지 프로그램 |

- **1.** 뒷골이 당길 때
- **2.** 등이 결릴 때, 굽은 등을 펼 때
- **3.** 어깨 관절이 굳어서 뭉치고 아플 때
- **4.** 허리에 묵직하고 뻐근한 통증이 있을 때
- **5.** 골반과 엉치뼈 주변이 결릴 때
- **6.** 무릎 주변에 기분 나쁜 통증이 있을 때
- **7.** 종아리, 발목이 붓고 뭉쳤을 때
- **8.** 팔꿈치, 손목이 시큰할 때

1 | 뒷골이 당길 때

폼롤러

1번 — 누워서 경직된 목덜미 풀기(73쪽)

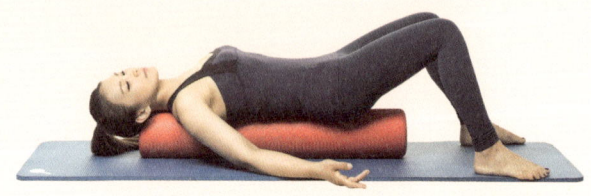

4번 — 등 상부 긴장 풀기(83쪽)

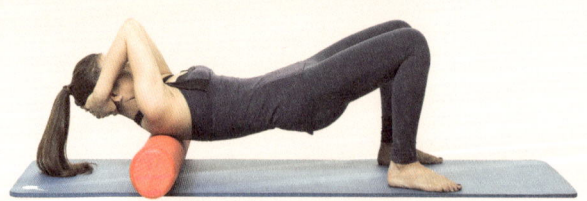

4번 — 어깨 라인 좌우로 굴리며 긴장 풀기(82쪽)

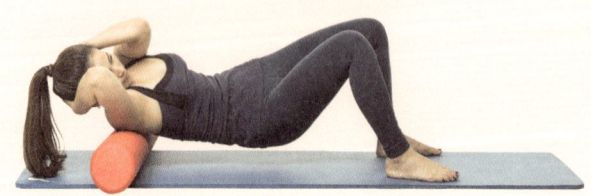

테니스공

6번 — 양팔 돌리면서 날갯죽지 풀기(157쪽)

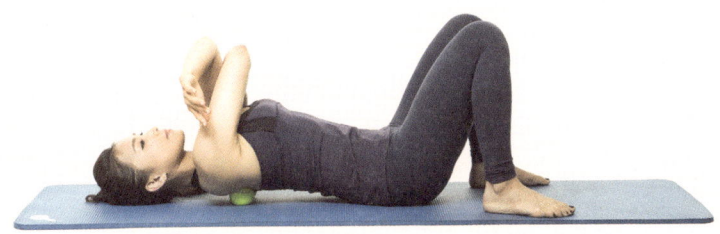

7번 — 목덜미 뭉침, 어깨 통증 풀어주기(161쪽)

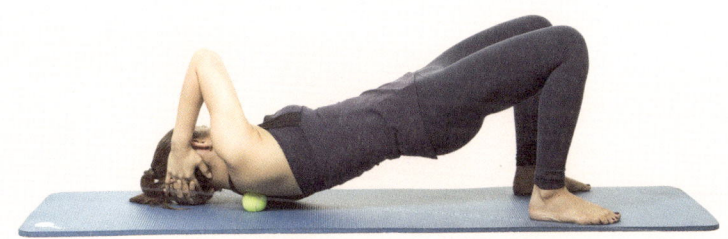

2 | 등이 결릴 때, 굽은 등을 펼 때

폼롤러

4번 — 등 중앙 펴기(84쪽)

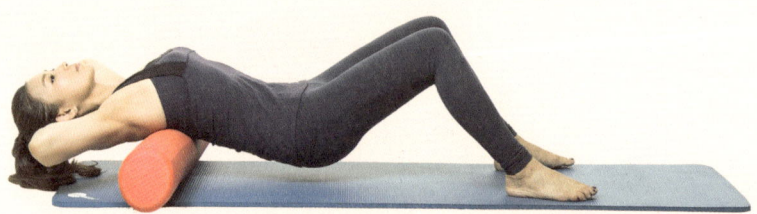

4번 — 굽은 등과 가슴 펴기(85쪽)

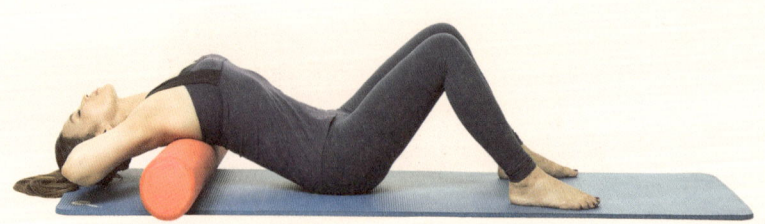

테니스공

5번 — 엉덩이 들었다 내리면서 등 눌러서 풀기(151쪽)

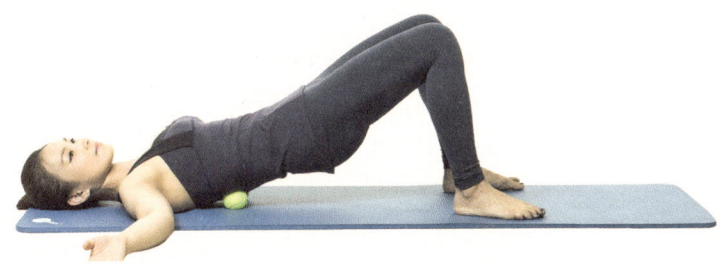

5번 — 흉추 회전하며 등 풀기(153쪽)

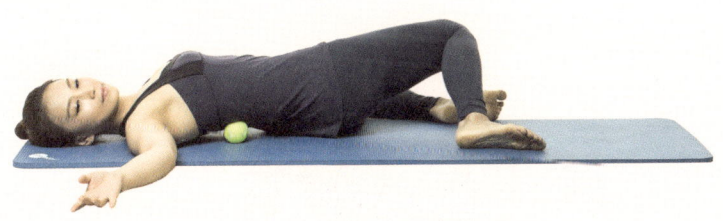

3 | 어깨 관절이 굳어서 뭉치고 아플 때

폼롤러

3번_ 폼롤러에 누워서 어깨 회전하기(79쪽)

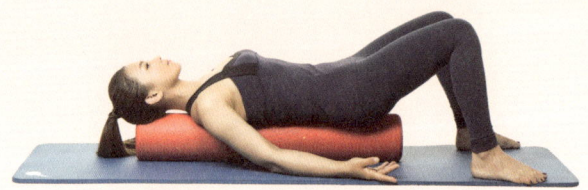

3번_ 응용_손바닥 스트레칭하며 어깨 회전하기(80쪽)

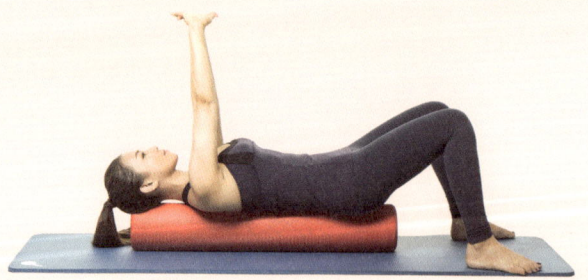

4번_ 어깨 라인 좌우로 굴리며 긴장 풀기(82쪽)

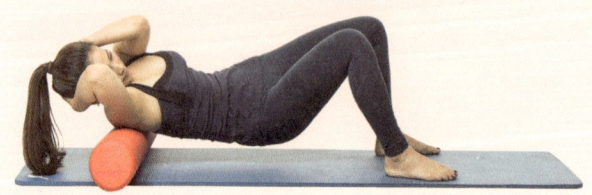

테니스공

6번 — 양팔 돌리면서 날갯죽지 풀기(157쪽)

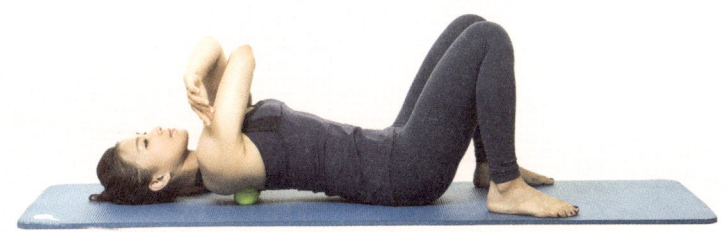

7번 — 목덜미 뭉침, 어깨 통증 풀어주기(161쪽)

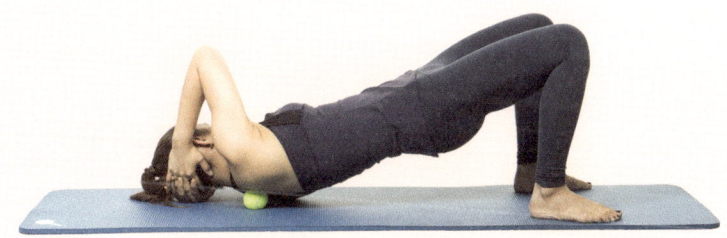

4 | 허리에 묵직하고 뻐근한 통증이 있을 때

폼롤러

6번 — 폼롤러에 기대어 허리 뭉침 풀어주기(89쪽)

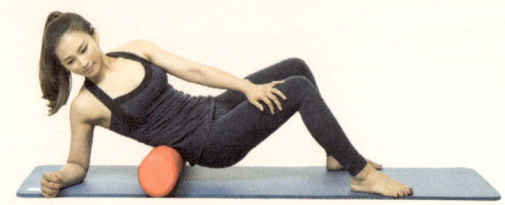

11번 — 다른 쪽 다리 무릎 바닥에 대고 허벅지 뒤쪽 한쪽씩 풀기(105쪽)

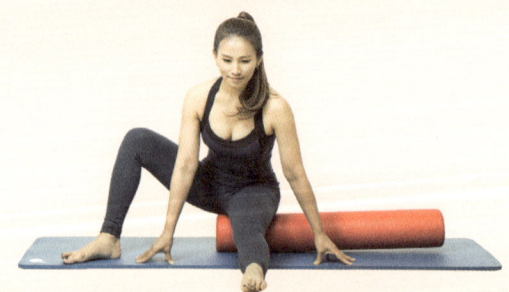

12번 — 엉덩이 겉근육 풀기(109쪽)

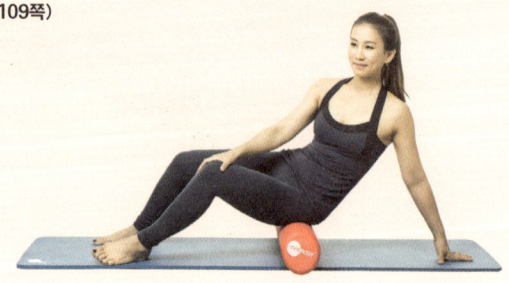

테니스공

4번 — 등허리 긴장 풀어주기 (147쪽)

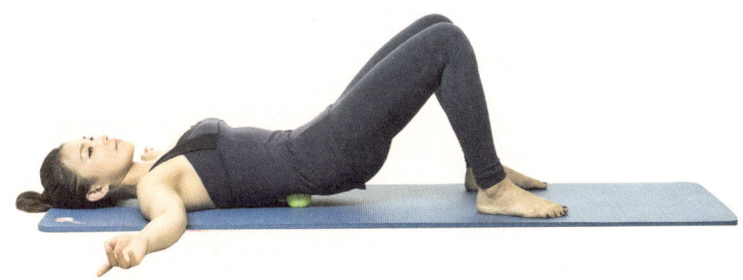

8번 — 허리 골반 통증 풀어주기 (163쪽)

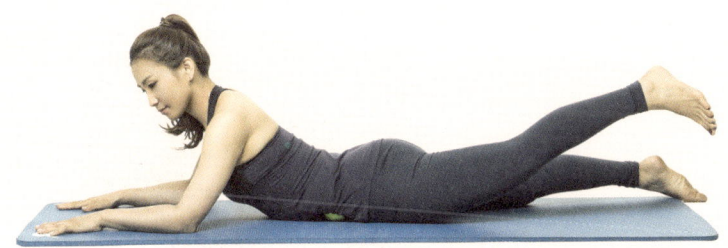

5 | 골반과 엉치뼈 주변이 결릴 때

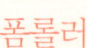

폼롤러

7번 ─ 엉덩이를 대고 누워 엉치뼈 풀어주기(91쪽)

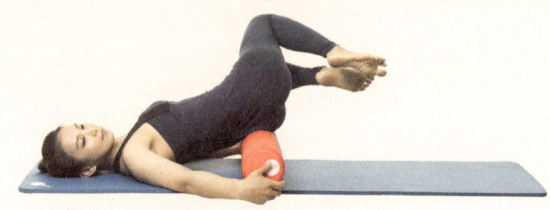

11번 ─ 허벅지 뒤쪽 동시에 풀기(107쪽)

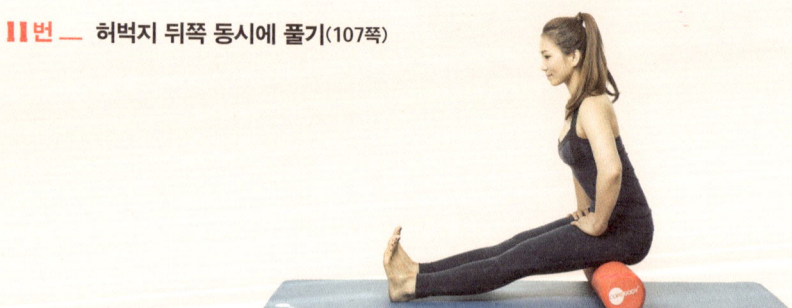

12번 ─ 엉덩이 속근육 풀기(110쪽)

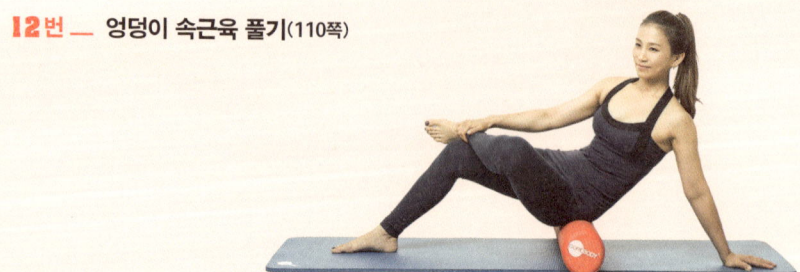

테니스공

1번 — 엉덩이 중앙 풀어주기(138쪽)

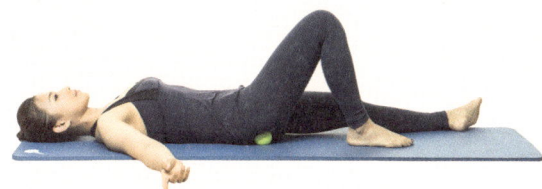

2번 — 찌릿한 하체 통증 풀어주기(141쪽)

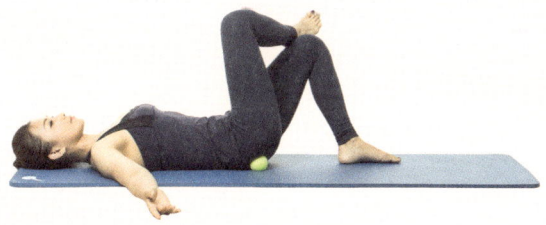

3번 — 엉덩이 측면 풀어주기(145쪽)

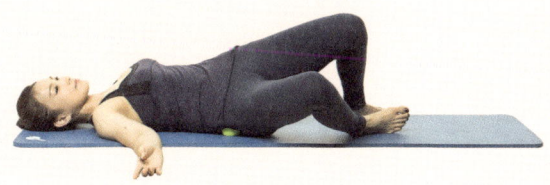

6 | 무릎 주변에 기분 나쁜 통증이 있을 때

폼롤러

13번 — 허벅지 앞쪽 동시에 풀기 (115쪽)

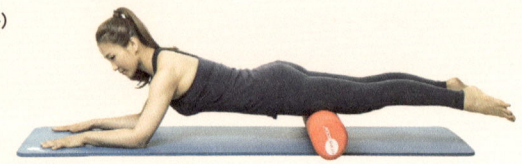

14번 — 허벅지 바깥쪽 측면 풀기 (117쪽)

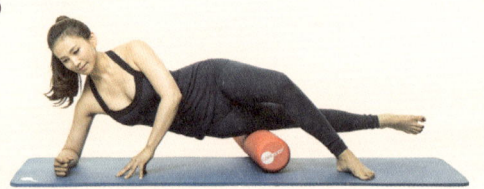

14번 — 허벅지와 골반 경계 풀기 (118쪽)

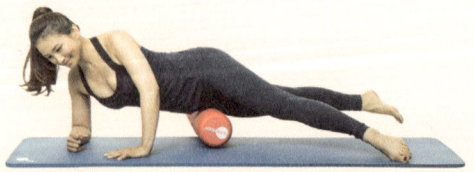

15번 — 엎드려 허벅지 안쪽 풀어주기 (121쪽)

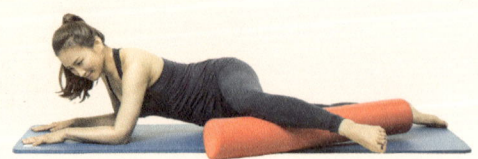

테니스공

3번 — 엉덩이 측면 풀어주기 (145쪽)

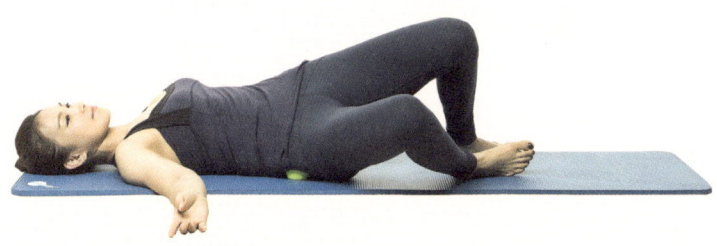

10번 — 공 굴리며 종아리 풀기 (167쪽)

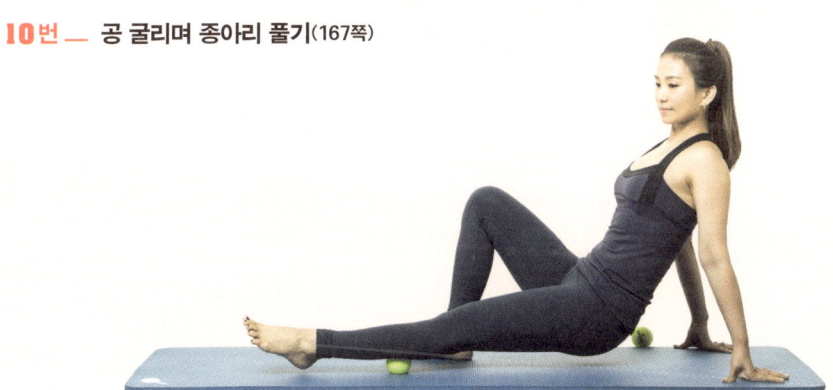

7 | 종아리, 발목이 붓고 뭉쳤을 때

폼롤러

10번 — 다른 쪽 다리로 압박하며 종아리 한쪽씩 풀기(101쪽)

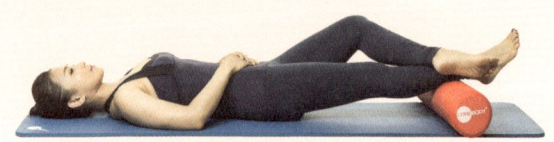

10번 — 양쪽 종아리 동시에 풀기(101쪽)

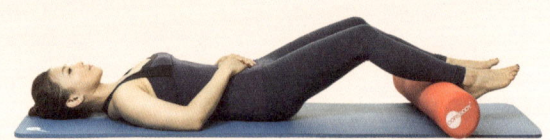

16번 — 무릎 굽혀 앉아 정강이 풀어주기(123쪽)

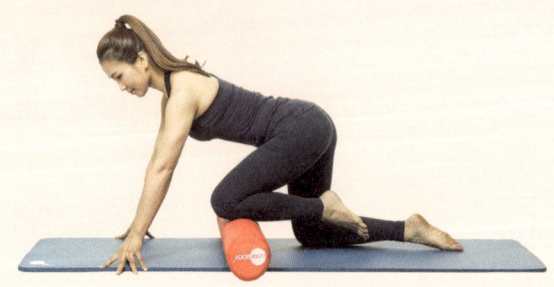

테니스공

10번 — 무릎 꿇고 앉아 체중 실어서 종아리 풀기 (168쪽)

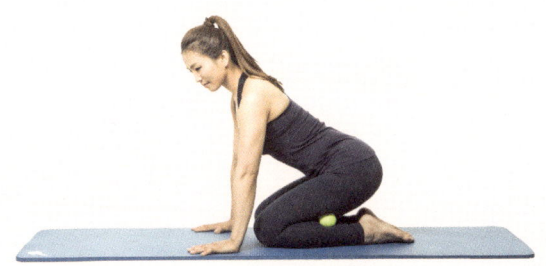

11번 — 발바닥 근막 마사지 (171쪽)

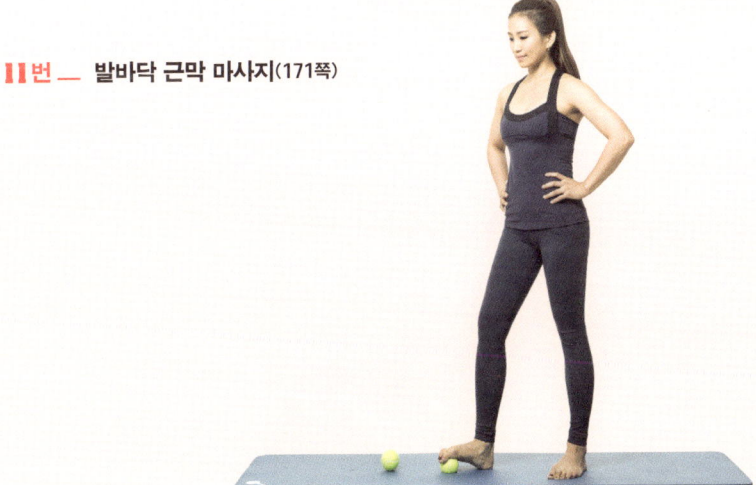

8 | 팔꿈치, 손목이 시큰할 때

폼롤러

18번 _ 엎드려 한 팔 뻗고 가슴 롤링하기 (127쪽)

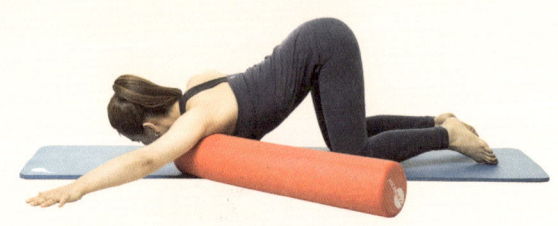

19번 _ 팔뚝과 어깨 라인 풀어주기 (129쪽)

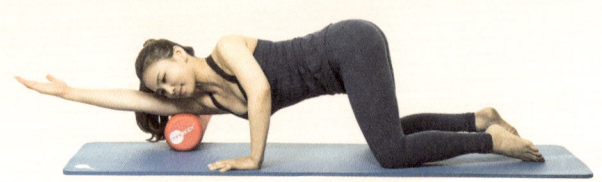

20번 _ 폼롤러에 손목을 굴리며 풀어주기 (131쪽)

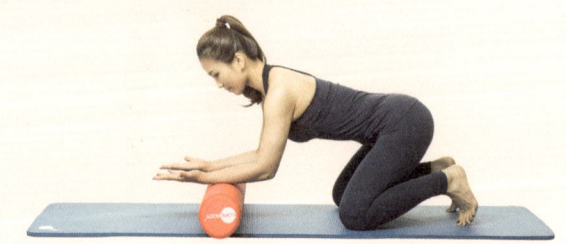